# 护理学理论与实践研究

## 刘　慧　等◎主编

汕头大学出版社

**图书在版编目（CIP）数据**

护理学理论与实践研究 / 刘慧等主编 . -- 汕头 ：
汕头大学出版社，2023.8
ISBN 978-7-5658-5162-9

Ⅰ．①护… Ⅱ．①刘… Ⅲ．①护理学 Ⅳ．① R47

中国国家版本馆 CIP 数据核字（2023）第 198640 号

**护理学理论与实践研究**
HULIXUE LILUN YU SHIJIAN YANJIU

主　　编：刘　慧　等
责任编辑：黄洁玲
责任技编：黄东生
封面设计：刘梦杳
出版发行：汕头大学出版社
　　　　　广东省汕头市大学路 243 号汕头大学校园内　邮政编码：515063
电　　话：0754-82904613
印　　刷：廊坊市海涛印刷有限公司
开　　本：710mm×1000mm　1/16
印　　张：12.5
字　　数：200 千字
版　　次：2023 年 8 月第 1 版
印　　次：2024 年 1 月第 1 次印刷
定　　价：128.00 元
ISBN 978-7-5658-5162-9

# 前 言
## PREFACE

　　本书综合国内外最新资料和编者丰富的临床实践经验，涵盖了基本护理理论和临床护理内容，体现了临床护理的新理论、新知识、新技术、新方法。本书坚持以人为本的护理理念，坚持以科学性、实用性、指导性为原则，坚持以护理新理论、新知识、新技能为重点，注重吸纳临床护理实践中的新经验和新方法，力求简明扼要，通俗易懂。全书包含以下内容：护理伦理学基本理论、护理人文关怀理论、护理管理理论、循环系统疾病患者的护理、神经系统疾病患者的护理、呼吸系统疾病患者的护理、感染性疾病患者的护理。本书既可以作为护理专业学生和教师的教学参考用书，也可以作为临床一线护理人员的护理操作指南。

　　在本书的写作过程中，得到了各参编单位的大力支持和帮助，并参考了国内相关专著，在此表示衷心的感谢，同时也感谢各位编委的通力合作。

　　由于作者水平有限，书中难免有疏漏之处，恳请广大同仁不吝赐教，加以指正。

# 目　录
## CONTENTS

# 第一章　护理伦理学基本理论

## 第一节　护理伦理学的发展简史

护理工作维系健康和生命，核心是照护和关怀。面对护理的对象时，护士该如何将所掌握的护理技能合情、合理、合法地应用于患者，以促进其康复，这就需要一个行动指南，而护理伦理学的基本理论则为护理实践活动提供了一个伦理框架来评价某一行动是应该做还是禁止，它是从哲学、伦理学的立场、层次和角度诠释了护理实践活动中各种伦理行为及其相互关系的理论，揭示护理实践中各种伦理行为及其关系的本质属性和内在规律。护理伦理学的基本理论是构成护理伦理学学科体系的基石，护理伦理的原则、规范、判断和行为等都是建立在此基本理论之上的。护理伦理学的基本理论主要有：生命论、人道论、美德论、义务论和功利论等。

## 第二节　生命论

生命论是关于人生命的意义和价值的理论与看法。随着社会的进步和医学的发展，人们对生命的认知正在发生着变化。围绕如何认识人的生与死，如何处理活着与死亡的矛盾，即对生命的认识和看法，形成了生命神圣论、生命质量论及生命价值论的理论观点。

## 一、生命神圣论

### （一）生命神圣论的含义

生命神圣论是强调人的生命至高无上、神圣不可侵犯的伦理观念及理论。强调在任何情况下都要尊重人的生命、重视和保护人的生命。正如《黄帝内经》中强调"天覆地载，万物悉备，莫贵于人"；《千金要方》中强调"人命至重，有贵千金，一方济之，德逾于此"；《费尔巴哈哲学著作选集》中强调"生命就是人的最高的宝物"。

### （二）生命神圣论的产生和发展

生命神圣论是人类社会中流传时间最长、涉及范围最广的生命伦理观。它萌发于人类最初的生活观察和感受，在长期的医护实践中，人类对生命神圣的认识逐渐成为一种成熟的，以珍惜生命、救助生命为核心内容的系统理论。法国思想家阿尔贝特·施韦泽提出"敬畏生命"命题，他提出："善是保存生命，促进生命，使可发展的生命实现其最高价值。恶则是毁灭生命，伤害生命，压制生命的发展。"他强调两个基本原则：一是肯定世界和人生；二是恪守底线伦理。他要求行为主体承担起对一切生命的责任，为实现人的最高价值而努力，并且要求行为主体敬畏自我和自我以外的生命意志，坚守不害人和不随意杀人的道德黄金定律。

### （三）对生命神圣论的评价

1.生命神圣论的历史意义

生命神圣论在人类思想发展史中具有重要价值，它唤起了人们对生命的珍视，推动了医学和医护道德发展，为医学人道主义理论的形成和发展奠定了思想基础。具体体现在以下三个方面。

（1）从道德的角度强化了医学及护理学的宗旨：唤醒世人尊重、关心、重视人的生命。要求医者应将"珍重生命、爱护生命"作为医者的神圣天职，强调尊重和维护人的生命以及促进患者的健康是医护人员的重要责任。

（2）为医学人道主义的形成和发展奠定了思想基础：生命神圣观的思想精华，已经成为现代护理伦理体系的支撑。例如，热爱和珍惜生命、尊重患者人格、平等待人、济世救人等，转化并形成医学人道主义的基本理论观点。

（3）推动了医学和护理学科的形成和发展：人的生命是宝贵的，因此，保存和延续生命，消除对生命的伤害，解除疾病对生命的折磨，成为医护人员职业的精神导向，激励着广大医护工作者不断探索生命的奥秘，不断发现诊治疾病、促进健康的手段和方法，推动着护理学科的不断发展和医疗技术的不断进步。

2.生命神圣论的局限性

（1）片面强调生命数量及生物学生命：生命神圣论以个体的纯粹生物学意义的朴素情感为基础，片面强调人的生命数量和生物学生命，而忽视了人的生命质量和人的社会学生命。

（2）对生命的认识过于简单抽象：生命神圣论强调生命的价值和意义，强调对生命的尊重，但它具有较大的模糊性和矛盾性。首先，将生命神圣与生命质量和生命价值割裂。事实上并非一切状态的生命都是神圣的，生命神圣与否应当取决于生命价值与生命质量的统一。其次，重视个体生命意义而忽视了作为人类的整体利益的重要性。

（3）导致大量医疗护理伦理难题：片面强调生命的数量，忽视作为一个社会人其生命对他人的意义，忽视作为一个生命个体的尊严和"活着"的生命质量。

## 二、生命质量论

### （一）概述

1.生命质量论的含义

生命质量论是指以人的自然素质的高低、优劣为依据来衡量生命价值的生命观念及理论。在临床实践中，自然素质的状况通常是指健康程度、治愈希望、预期寿命、智力状况等。生命质量论主张生命质量不在于生命存在本身，而在于其存在的质量，人们不应该只是单纯地追求生命的数量，更应该关注生命的质量，要在提高生命质量的前提下去维护人生命权利的神圣性，根据生命质量的高低和价值大小来取舍生命。生命质量论已成为现代生命伦理的重要组成部分，这种新生命观的提出，促使人们去重新认识生命的意义和本质。

**2.生命质量的评价分类**

生命质量分为主要质量、根本质量和操作质量三种类型。

（1）主要质量：是指个体的智力发育和身体状态。这是区别正常人与不健全人的标准，这个标准把无脑儿、先天愚型患儿、严重的先天畸形视为非人素质，对其生命不予承认。

（2）根本质量：是指与他人在社会和道德上相互作用的生命目的和意义。诸如极度痛苦的晚期癌症、不可逆的昏迷、植物人等，已经失去了与他人在社会和道德上的依存关系，失去了生命的目的和意义，可以说已经失去了根本质量。

（3）操作质量：是指利用智商或诊断学的标准来测定智力和生理状况所得的结果。把智商高于140的人看作是高生命质量的天才，把智商低于30的认为其生命质量有严重缺陷，而智商低于20的则否认其为人。

## （二）生命质量论产生的社会文化背景

生命质量论是20世纪50年代随着生物医学工程技术的发展而逐渐产生的，它已成为现代医学（生命）伦理学的核心观点，并为改善人类生命及生存条件提供伦理依据。

**1.医学科技的进步**

现代医学生物技术的发展，使人类对生命过程进行有效道德干预有了技术保障，它能有效地控制人类的生命进程，延长人们的寿命，提高人们的生命质量，从而加深了人们对生命本质的认识，改变了人们的生命观念。

**2.经济社会发展需求**

提高人口的质量，既是生命科学发展自身的要求，也是医学科学发展的必然。传统的生命神圣观显然已无法适应当代社会的发展，人类生命观的变革，新的生命质量观及价值观，将成为人类健康需求的必然选择。

## （三）对生命质量论的评价

**1.生命质量论的积极意义**

（1）人类观念的更新：由传统的生命神圣论转向追求生命质量的新观念，

更加适合现代医学和护理科学发展的实际情况，让人们正确认识和处理生与死的权力、生与死的选择等提供了相应的参考标准和理论依据，从而有利于医疗资源的合理配置，有利于减轻患者的痛苦以及家人和社会的负担。

（2）为临床医疗抉择提供了理论指导：按照生命质量论的观点，医护人员在考虑治疗方案时，应首先努力提高患者生命质量，只有符合一定质量标准的患者才有得到治疗的必要和意义。对于不符合特定生命质量标准的患者，则可以放弃或不予治疗。

（3）为当前的人口政策、环境政策、生态政策等提供了重要的理论依据，为人们控制有问题胚胎及畸形儿等所采取的避孕、人工流产、节育、遗传咨询等措施提供了理论依据。

2.生命质量论的历史局限

（1）采取了极端的立场：片面用生命质量的伦理观代替生命神圣的伦理观，并主张如果一个生命无质量，就无必要加以保护或保存，这仅仅看到了高质量的生命个体对自身存在的意义，却忽视了以低生命质量形式存在的某些患者对家人和社会所发挥的精神激励价值。所以单凭生命质量决定对某一个体生命延长、维持、结束或缩短是缺乏道德依据的。

（2）忽视了一些质量与存在价值无法统一的现象：有些人生命质量很低，但存在的价值却很高；反之，有的人生命质量很高，而其存在的价值却很低。此外，如果因为患者的生命质量低就放弃治疗，这对医学科学技术的进步和发展都将带来不利的影响。

## 三、生命价值论

### （一）概述

1.生命价值论的含义

生命价值论是指以个人对他人、对社会以及对自己有何作用及意义为标准，来评价和确认人的生命价值，从而合理地控制人口数量及质量，以保证人类和谐生存与科学发展的伦理观念及理论。生命价值论是对生命神圣论和生命质量论的扬弃和升华。

生命价值论认为，人的生命之所以神圣，其根基在于人具有"属于人的"知识、情感和意志，具有独立的人格和尊严，在于人的主体性和创造性等。单纯的生物学生命是没有什么神圣可言的，生物学生命只是作为社会学生命的载体而具有神圣性；其次，生命价值论涵盖和扩展了生命质量论"主张人的生命质量决定生命的内在价值，生命对他人和社会的意义决定生命的外在价值，生命质量是生命价值的目的和归宿"的思想。判断生命价值的高低，主要有两个因素：一是生命本身的质量；二是生命对他人、社会和人类的意义。生命价值论从人的自然属性和社会属性相统一的辩证立场出发，实现了生命神圣、生命质量与生命价值的有机统一，从而构成现代生命伦理的核心理念。

2.生命价值论的分类

（1）根据生命价值主体的不同：分为内在价值和外在价值两类。内在价值是生命本身的质量，是生命所具有的生物学价值；外在价值是生命对他人、对社会和人类的意义，是生命所具有的社会学价值。

（2）根据生命价值是否已经表现：分为现实价值和潜在价值两类。现实价值是指已经显现出的，生命对自身、他人和社会的效用；潜在价值是指生命目前尚未显现、将来才能显现出的对自身、他人和社会的效用。

（3）根据生命价值的性质：分为正生命价值、负生命价值和零生命价值共三类。正生命价值是指生命有利于自身、他人和社会的效用；负生命价值是指生命有害于自身、他人和社会的效用；零生命价值是指生命无利也无害于自身、他人和社会的效用。

（二）生命价值论的意义

生命价值论的产生和运用具有重大的理论和实践意义，它完善了人类对于生命的医疗护理伦理理论，它同生命质量论和生命神圣论理论相统一，形成了人类对自身生命的完善认识。生命神圣、质量、价值论的统一，标志着人类的生命观和伦理理念有了历史性的转变，也让生命论的理论体系更加趋于完美，从而能够为医疗护理实践提供更加科学、理性的行为指南。

四、生命三理论的综合运用

生命之所以神圣就在于生命是有质量、有价值的。医学的目标不应当是机械地保存生命，而更重要的是要去发展和完善人的生命。医学的价值目标不仅应当维护个人的生命权益，而更应当服务于人类的整体利益。因此应坚持生命神圣论、生命质量论、生命价值论的有机统一。

现代护理伦理学应把握三理论的基本观点，将人的生命和护理学实践都视为"生物–心理–社会"的统一，在处理医疗护理问题时，将生命神圣论、生命质量论、生命价值论统一起来；将生命神圣论作为生命三论统一的基础与核心，而将生命质量论与生命价值论作为其必要的和重要的补充与修正。因此，现代生命观就是从生命的神圣、质量和价值的辩证统一去看待生命，在生命的价值和治疗的前提下去维护人的生的权利，去维护生命的神圣和尊严。这种生命观使医护道德观念从传统的维护生命的格局，上升到提高生命质量和价值的格局，使医护道德的目标从关注人的生理价值和医学价值，扩展到关注人的社会价值，从而为计划生育、优生优育等提供了道德论证，也为处理医疗护理工作的一系列难题，如临床不可逆转患者的抢救、癌症晚期患者的生命延续以及植物人的救治等提供了新的思路。

# 第三节　人道论

## 一、人道主义与医学人道主义

### （一）人道主义

人道主义是一种关于人的本质、使命、地位、价值和人性发展等的思想体系和伦理理论。在中国古代儒学中，"人道"与"天道"相对应，是指人事、人伦、为人之道的社会行为规范。狭义的人道主义是指欧洲文艺复兴时期，反封建、反宗教神学的一种思想和文化运动；广义的人道主义认为人具有最高价值，从而应该善待每一个人，主张维持人的尊严、权利与自由，重视人的价值，使之得到充分自由发展的思想。人道论则是研究人道主义的一种道德理论，人道论强调以人为本、肯定人的价值、维护人的权利，并且用人的本性作为考察历史的尺度。

## （二）医学人道主义

医学人道主义是指在医疗护理领域内，特别是在医护人员与患者关系中体现出来的医护人员以患者为本，爱护和关心患者的健康、重视患者的生命、尊重患者的人格和权利、维护患者利益和幸福的一种伦理思想。医学人道主义的内容非常广泛，包括同情、关心、爱护患者，平等、负责地对待患者。

## 二、医学人道主义的发展

医学人道主义的发展经历了古代朴素的医学人道主义、实验医学时期的医学人道主义和当代医学人道主义三个历史阶段。前两个阶段的医学人道主义对促进医学事业的发展，改善人类健康状况都发挥过重要作用，但由于受到其产生的历史背景及客观条件的限制，不可避免会带有某些局限性。如医生在对待患者个体利益和社会利益的关系上，往往只重视患者的个体利益，而忽视甚至否定患者的社会利益。随着医学的发展日益成熟，当代医学人道主义使医学人道主义的社会价值有了新提高。具体表现在：强调把医学看成是全人类的事业；坚决反对利用医学作为残害人类或派别斗争工具的行为；强调医生对患者治疗的自主性；不接受非医学需要的干扰；要求给予战俘、囚犯以医疗权利和人道主义待遇。社会主义医学人道主义是医学人道主义的较高形态，体现了在社会主义制度下对人的生命价值的尊重，与其他医学人道主义相比，它始终把为人类谋幸福、将实现人类的健康作为自己的出发点，将热爱患者、同情患者、尊重患者生命及人格和平等医疗权利作为其核心内容。

## 三、医学人道主义的核心内容

### （一）尊重患者生命

尊重患者生命是医学人道主义最根本的思想基础。唐代名医孙思邈曾言"万物悉备，莫贵于人""人命至贵，有贵千金"，集中体现了人是天地万物间最有价值的东西。生命不可逆转，对于任何人来说只有一次，故医者应当珍重生命，尊重人的价值和权利，尽力救治患者。2011年6月，中国医师协会正式公布的《中国医师宣言》中规定："医师应以人为本、敬畏生命、善待患者，遵循患者利益至上的基本原则，弘扬人道主义的职业精神。"一个医德高尚的医务人员，要自觉认识到医学事业"济世救人"的属性，自觉抵制对经济利益的过度崇拜趋向，同情患者的疾苦，把患者看作自己的亲人，尽心尽力救治患者。

### （二）尊重患者生命价值

医学是以挽救人的生命为己任的神圣而高尚的职业。生命对于每个人来说只有一次，医护人员应当尊重患者的生命价值，这里所说的生命价值，是从医患关系出发，不仅要求尊重患者的个体生命，而且要将生命的内在和外在价值相统一来衡量生命的意义，医生既要重视患者的生命质量，也要尊重患者的生命价值，尽力挽救患者的生命，维护人类的整体利益。

### （三）尊重患者人格

《国际护士条例》明确规定："尊重人的尊严和权利是护士的天职""护士首先要对患者负责，尊重患者的信仰、人格与风俗习惯。"尊重患者的人格有两个重要依据：首先，患者不仅具有正常人的权利，而且还有一些特殊的权利；其次，尊重患者人格是提高医疗质量及效果的必然要求。患者作为身患疾病的人，在人际关系、医患关系中常处于劣势角色地位，对涉及自身人格的行为很敏感，医护人员应关心、同情、爱护、体贴患者，应具有"大慈恻隐之心"，设身处地为患者着想。

### （四）尊重患者平等的医疗护理权利

人人享有医疗护理的权利，这是护理人道主义的基本主张和重要目标。我国传统医德崇尚"普同一等""不分贵贱，一视同仁"。阿拉伯医学家迈蒙尼提斯在《迈蒙尼提斯祷文》中说："无分爱与憎，不问贫与富。凡诸疾病者，一视如同仁。"医疗中应当尽量排除非医疗因素（如经济、文化、宗教）的干扰，让每个患者都能实现人道、平等的医疗目的。

# 第四节　美德论

## 一、美德论的含义

美德是指高尚的思想、品德、情操、语言、行为的和谐统一，是一定社会的道德原则规范在个人思想和行为上的体现，是一个人在一系列道德行为中所表现出来的美好的、稳定的特征和倾向。美德论一般是指关于道德行为主体应该成为具有何种美德或德行的人，以及如何成为具有这种美德或德行的人的伦理理论。换言之，美德论告诉人们什么是道德上的完人以及如何成为道德上的完人。美德的养成是一个长期的过程，其形成既有主观方面的因素，又有客观环境的影响。一定的社会物质条件和环境构成了美德形成的外因，而个人的自我锻炼和修养是美德形成的内因。

## 二、护理美德

护理伦理学中的美德论是关于护理人员道德品质的学说。护理美德是指护士对护理道德原则和规范的认识，以及基于对这种认识所表现出来的具有稳定性特征的行为习惯和倾向。护理美德是护理人员在职业生涯中通过一系列道德行为表现出来的认知、情感、意志、信念以及道德动机、良心的卓越状态，或者说是护理人员良好的内在品德素质，它研究作为护理人员应该具备的品德、品格，即是研究什么是道德上完美的护理人员以及如何成为这种护理人员。

## 三、护理人员应该具备的美德

在长期的护理实践中，护士群体养成了许多高尚的美德，主要内容如下。

### （一）仁慈

仁慈要求护理人员在护理实践中应努力做到仁爱慈善，对患者有恻隐之心，同情、尊重、关心患者，热情为患者服务，实践医学人道主义。护理人员的仁慈心、爱心不仅是护理道德的保障，而且还会对患者的治疗效果产生直接的影响。

## （二）诚挚

诚挚即坚持真理，忠诚护理学科，热爱护理事业，诚心诚意维护服务对象的健康利益，一切为了患者，并具有实事求是、严谨的工作作风，讲真话、办实事，出了事故要敢于承担责任，勇于纠正错误。护理人员若缺乏了诚挚，不仅有悖于护理道德的要求，而且还可能会给患者造成损害，甚至产生护患之间伦理或法律的纠纷。

## （三）公正

公正是和谐社会之所以"和谐"的基石。公正要求护理人员在护理活动中，平等地、一视同仁地对待服务对象，尊重患者的人格，尊重患者的权利，合情合理地处理公私关系和分配卫生资源。医护工作者在工作中应坚持原则，不抱成见，不徇私情。

## （四）节操

节操即护理人员扬善抑恶、坚定遵循护理道德与规范。护理人员应具有正确的利益观，正确地处理个人利益与患者利益的关系，做到以患者的利益为重，正确处理护理道德与金钱、名誉、官职的关系，不以医谋私。

## （五）严谨

医护人员应具有对待护理和医术严肃认真的科学态度，周详缜密的思维方法，审慎负责的工作作风。医术关乎人命，不可不慎重。古代医书《本草类方》中有"夫用药如用刑，误用即便隔死生""盖人命一死不可复生，故姑须如此详谨"的说法。病情往往很复杂，且变化迅速，这就要求医护人员应尽可能全面考虑，以达到最大限度的万无一失。

护理美德还包括进取、协作、奉献、理智、耐心和尊重同行等。这些美德都是作为一个合格护理人员所必须具备的基本素质。护理人员如果具有这些美德，就会与人为善，时刻为患者着想，全心全意为患者服务。

# 第五节　义务论

## 一、义务论的含义

义务与职责、责任、使命具有相同的含义。义务论是指人的行为必须按照某种道德原则或某种正当性去行动的伦理理论。具体来讲，就是围绕应当、责任这些道德含义，以阐释规范和戒律为什么是指导和约束人们行为和生活的道德观念及伦理理论，也将义务论归于规范伦理学范畴。它要求个人严格克制自己的感性欲望而遵守义务规则。

义务论主张在判断人的行为是否道德时，不是看行为的结果，而是看行为本身或行为所依据的原则，即看行为动机是否正确。凡行为本身是正确的或行为依据的原则是正确的，不论结果如何都应该是道德的。

## 二、义务论的特征及其作用

### （一）特征

一是注意行为本身，强调以行为动机作为评价人行为善恶的尺度；二是强调道德行为的本质和出发点是自律，侧重社会伦理现象的内在机制，崇尚道德的内在价值，即从道德主体的内部世界寻找道德的约束力和推动力；三是强调义务的根源是人的善良意志；四是强调义务论不是立足于个人的利益，而是立足于全社会的、人民大众的、长远的或根本的利益的理论。

### （二）作用

义务论有利于提高护理人员对道德责任的认识，有利于促进护理人员勤奋进取，有利于明确社会对护理人员的基本要求，有利于调节护理人员与患者、他人、社会的关系。

### 三、护理实践中的义务论

#### （一）护理道德义务的含义

护理道德义务是护士的职业道德责任，是护理伦理学研究的核心内容。它既是护理人员对患者、他人和社会应尽的道德责任，是社会道德在护理工作中的体现，又是患者和社会对护理人员的职业要求。护理道德义务的责任主体是整个护理界，基本的责任主体是护士；责任客体是服务对象，基本的责任客体是患者。

在护理伦理学中，义务论以护理道德义务和责任为中心，主要研究、探讨护士的行为动机和意向，并确定护士的行为准则和规范。这样非常有利于护士明确自己的职业责任，明确自己应该做什么、不应该做什么以及如何做才是道德的。它强调护士对患者个体的道德责任感，认为护理行为要遵循一定的道德原则，即要有纯正的动机。

#### （二）护理道德义务的特点

1.护理道德义务依靠非权力强制力量维系

护理法律义务是一种权力强制义务，而护理道德义务的形成、维系则主要依靠社会的舆论、传统习惯、内心信念等非权力强制力量，强调自律性。

2.护理道德义务的履行不以获取权力和金钱为前提

护理道德在为护理行为主体提出道德义务的同时，也同时赋予了其一定的护理道德权利，但护理道德行为主体承担和履行的护理道德义务是不以获取道德权利为前提的，而以完善自己的护理美德为目的，因此，往往要以或多或少的自我牺牲为前提。

3.护理道德义务涉及的范围广泛

护理道德规范的领域是非常广泛的，凡是存在利益关系的护理领域，都需要而且已经为护理道德所规范，故护理道德义务涉及护理领域中所有具有效用的行为，涉及范围比护理法律义务的范围广泛。与护理法律义务的合法与违法境界相比，护理道德义务存在违背护理道德、合乎护理道德和护理道德高尚等层次不同的境界。

## （三）护理道德义务的伦理意义

### 1.意义积极

义务论强调道德的崇高性、绝对性和纯洁性，有利于护理人员提高自己的思想境界，明确自己的职业责任，认识自己对社会、对患者应承担的责任，并在医疗护理活动中加以实现，这对护理道德建设产生了积极的影响，体现了护理伦理学的核心内容，激励着护士为维护、促进人类的健康和护理学科的发展作出贡献，从而培育了一代代具有优良护理道德的护士。

### 2.局限性

义务论强调护理行为的纯正动机，不重视护理行为本身的价值及其导致的效果，忽视行为动机与效果的统一性；强调护理人员对患者尽义务的绝对性，而没有提出患者的责任和应尽的义务，忽视了护患义务的双向性；义务论是以护患关系为基础，以对患者负责为中心，未肯定对他人、对社会的道德责任，忽视对患者尽责任与对他人、社会应尽责任的统一性。

# 第六节　功利论

在现代医疗护理实践中，所采取的医疗护理行为不仅本身要符合道德原则，要具有良好的动机，而且还要考虑行为的后果。

## 一、功利论的含义

功利论（或称功利主义）与义务论是相对立的伦理学说，是一种以人们行为的功利效果作为道德价值之基础或基本的评价标准，强调行为实际效果价值的普遍性和最大现实的伦理学说。功利论者把行为的评价结果作为对人们的行为进行善恶评价的依据，离开行为对人们的效果就不可能有道德上的善恶。功利主义强调确定的道德规范必须坚持效用原则和为最大多数人做最大的善事。

功利论伦理思想是伴随着资本主义的发展，逐渐形成和完善起来的。资本主义市场经济的突出特点是对利益的追逐，功利论的产生正是对资产阶级追逐利益行为的伦理学辩护。18世纪以后，以霍布斯为首的英国经验利己主义和以休谟、亚当·斯密为代表的"合理利己主义"是功利论的雏形。19世纪，英国伦理学家边沁和密尔提出了"最大多数人的最大幸福"的道德原则，对功利论做了系统的、严格的论证。

## 二、功利论的内容

在护理道德中，功利论主张护士的行为须以满足患者和社会大多数人健康利益为标准，其内容包括：一是满足患者的健康功利需要并置于首位，同时医院及护士的正当利益要得到理解、肯定，其物质、精神需要得到逐步满足；二是满足社会大多数人的健康功利需要。在卫生资源有限的情况下，如果个体患者与社会大多数人健康功利的需要发生矛盾，在尽量保障每个患者的基本卫生保健需要的前提下，只能按医学标准和社会价值标准来分配稀有卫生资源，并使没有获得稀有卫生资源的患者的损失降到最低限度。

## 三、功利论的类型

功利论因其只注重行为的后果而遭到其他伦理学家的强烈批评，曾一度遭到冷落，但20世纪中期以后，资源的短缺、对社会效用的关注，以及社会整体思想发展的形成使功利论重新焕发生机，并形成了许多新的流派，最具影响性的是行为功利主义和规则功利主义。

### （一）行为功利主义

行为功利主义者主张，行为的道德价值必须根据最后的实际效果来评价，道德判断应该是以具体情况下的个人行为的经验效果为标准，而不是以它是否符合某种道德准则为标准，它将效用原则直接应用于特定条件的特定行为，以判断哪一种行为是对的，即若何时、何地、何种情况下会产生最大的利益，则这一行为就是道德的。

### （二）规则功利主义

规则功利主义是将效用原则应用于行为的规则系统，由规则来判断行为道德与否。即道德判断不是以某一特殊行为的功利效果为标准，而是以相关准则的功利效果为标准。规则功利主义者认为，每个人都应当始终遵循会给一切有关联者带来最大好处的规则。

## 四、对功利论的评价

在护理实践中，功利论有助于护士树立正确的功利观，重视患者和社会人群的健康功利，合理利用卫生资源，避免浪费。同时，功利论肯定了护士的正当个人利益，有利于调动护士的工作积极性。理论上，功利论避免了义务论只强调动机，忽视效果的道德评价方式所带来的一些现实问题。

但是，不可否认，功利论对效果在道德评价中作用的过分强调，也割裂了道德行为评价中动机与效果的辩证统一关系，难免导致道德评价中的片面性。在现实生活中，功利论容易导致以功利的观点对待生命，并容易导致产生偏重个人利益、局部利益、暂时利益和经济效益而忽视集体利益、长远利益和社会效益的思想和行为，从而忽视全心全意为人民健康服务的宗旨。因此，功利论的应用应注意检查价值导向的正确性。

# 第二章　护理人文关怀理论

人文关怀在护理中不单纯是一个概念。中国传统文化中蕴含着丰富的人文关怀内涵，并与护理密切相关；西方理论家在不同阶段发展了护理人文关怀相关理论或模式，这对护理专业人文关怀知识体系的完善及临床实践工作的推动发挥着极为重要的作用。本章对护理人文关怀相关思想、理论或模式进行简要介绍。

## 第一节　中国传统文化人文关怀思想与护理

### 一、中国传统文化中人文关怀思想的主要内容

人文关怀作为一种人本文化、人文情结，强调对人的尊重、理解和关爱，重视人的作用。中国传统文化中，诸子百家的作品中都蕴含了丰富的人文关怀思想，对彰显人的价值和促进社会和谐起到了巨大的作用。

#### （一）儒家文化中的人文关怀思想

儒家文化蕴含着丰富的人文关怀元素，基于对现实和人生的深切关注，形成了别具特色、博大精深的人文关怀思想。其创始人孔子名丘，字仲尼，是春秋末期著名的思想家、教育家，开创了私人讲学的风潮，相传有弟子三千，曾带领部分弟子周游列国。修订《诗》《书》《礼》《乐》，序《周易》，撰写《春

秋》。孔子去世后，其弟子及其再传弟子把他们的言行语录和思想记录下来，整编成了著名的《论语》。儒家思想对中国和世界都有深远的影响。儒家主要代表人物有孔子、孟子、荀子、董仲舒、程颐、朱熹、陆守仁、王阳明等。

儒家推崇"人最为天下贵"。孔子曾说："天地万物，唯人为贵。"孟子曾将"人本"视为"民本"，从"施仁政，得民心，王天下"的角度出发，提出了"民为贵，社稷次之，君为轻"的治理国家的观点。

儒家相信"性善说"。孔子曾说："性相近也，习相远也。"孟子继承和发展了孔子的人性思想，建立起完善的"性善说"。他说："人性之善也，犹水之就下也。人无有不善，水无有不下。""恻隐之心，人皆有之；羞恶之心，人皆有之；恭敬之心，人皆有之；是非之心，人皆有之。"

同时，儒家强调人与人之间的互相尊重。孔子曾说："己欲达而达人，己欲立而立人。"（《论语·雍也》）孟子则提出："老吾老以及人之老，幼吾幼以及人之幼。"（《孟子·梁惠王》）

（二）道家文化中的人文关怀思想

道家在其自身的历史变化中，不论是在哪个阶段，也不论是以何种派别发生着变化，人文关怀始终是一个不可忽视的主题。

道家是中国古代主要哲学派别之一，其创始人为老子。老子姓李名耳，字聃，是我国古代伟大的哲学家和思想家，其作品的精华是朴素的辩证法，老子与后世的庄子并称"老庄"。庄子名周，字子休（亦说子沐），战国中期宋国蒙人，是老子思想的继承和发展者，著名的思想家。道家学派代表人物还有关尹、彭蒙、田骈等，主要著作除了《老子》《庄子》外，还有《黄帝四经》《文子》《列子》《管子》《鹖冠子》《吕氏春秋》和《淮南子》等。

道家文化强调"贵人重生""慈心于物"。《老子》中说"贵生""摄生""自爱""长生久视"，《庄子》中说"保生""尽年""全生""尊生"。《吕氏春秋·贵生篇》中说："圣人深虑天下，莫贵于生。""贵生"成为道家生命伦理的基本价值取向。"贵以身为天下，若可寄天下。爱以身为天下，若可托天下。"强调人的至尊性，把人生命的价值放在首位，提倡贵生精神，敬重生命成为道教的一个重要原则。

道家坚持"泛爱"，认为万物平等，应善待万物、慈心于物。在道家看来，自然界的一切都是由"道"的生命本体化生而来，而且都含有"道"的生命本体，都是一种生命。"以道观之，物无贵贱；以物观之，自贵而相贱；以俗观之，贵贱不在己。"（《庄子·秋水》）

### （三）墨家文化中的人文关怀思想

墨家是中国先秦时期百家争鸣中最具有鲜明特色的一家，其开创者墨翟是我国春秋战国时期一位"摩顶放踵，利天下为之"的伟大思想家，同时还是一位杰出的科学家，在力学、几何学、代数学、光学等方面，都做出了重大贡献。墨家在科学上的成就为众多学者所称赞，历史学家杨向奎称"中国古代墨家的科技成就等于或超过整个古代希腊"。

墨家思想非常丰富，独树一帜，影响巨大，是春秋战国时期唯一能与儒学并立、抗衡的显学，其提出的"兼爱，非攻"思想对后世影响巨大。墨家文化代表人物除墨翟外，还有孟胜。墨翟的思想和言论，被其门徒编成《墨子》一书传世。

墨家的人文关怀思想以"兼爱"为核心，提倡"兼以易别"，反对儒家所强调的社会等级观念。它提出"兼相爱，交相利"，以尚贤、尚同、节用、节葬作为治国方法。它还反对当时的兼并战争，提出非攻的主张。墨翟把"兴天下之利，除天下之害"定为墨家学派总的宗旨。

其基本思想主要有以下十点。兼爱：完全的博爱；非攻：反对侵略战争；尚贤：不分贵贱唯才是举；尚同：上下一心为人民服务，为社会兴利除弊；天志：掌握自然规律；明鬼：尊重前人智慧和经验；非命：通过努力奋斗掌握自己的命运；非乐：摆脱划分等级的礼乐束缚，废除烦琐奢靡的编钟制造和演奏；节用：节约以扩大生产，反对奢侈享乐生活；节葬：不把社会财富浪费在死人身上。

### （四）传统医学中的人文关怀思想

数千年来，传统医学贯穿着以人文关怀为本的医学观：不仅是疗病救伤，更重要的是对人的关爱。"使百姓无病，上下和亲，德泽下流，子孙无忧。"（《灵枢·师传》）

传统医学崇尚医德。唐代著名医药学家、药王孙思邈在其所著的《大医精诚》里，论述了有关医德的两个问题：第一是精，即要求医者要有精湛的医术，认为医道是"至精至微之事"，习医之人必须"博极医源，精勤不倦"。第二是诚，即要求医者要有高尚的品德修养，以"见彼苦恼，若己有之"之心，抒发"大慈恻隐之心"，进而发愿立誓"普救含灵之苦"，且不得"自逞俊快，邀射名誉""恃己所长，经略财物"。

传统医学以尊重人和人的生命为原则。《素问·八正神明论》要求高明的"上工"治病，必须以人为本而"救其萌芽"，救在病成之前、正衰之先。相反，低劣的"下工"，不知以人为本之道，不明正衰命危之虞救其疾病。

患者的生命高于一切，"天覆地载，万物悉备，莫贵于人"。对生命的至高尊重使得传统医学以患者的生命为本。传统医学关怀服务的对象，也是纯粹自然的人，不分阶级贵贱，即使是骄奢淫逸，不听从养生劝告的"无能禁之"和"无道"之人也要尽心尽力予以医治。

传统医学出于"救世济人"之宗旨，对人的生命倍加珍惜，遇病魔损害健康甚至夺走生命之事，总是痛心疾首。如《黄帝内经》曰："余子万民，养百姓，而收其租税。余哀其不给而属有疾病。余欲勿使被毒药，无用砭石，欲以微针通其经脉，调其血气，荣其逆顺出入之会。"《灵枢·玉版》中对民众生病表示了极大的同情，对治不及时或逆治产生的不良后果，认为是残暴不仁的行为。

由上可以看出先人对生命的敬畏与尊重，以及传统医学中的人文关怀思想。人文关怀思想是传统医学最重要的精神血液。

## 二、中国传统文化中的人文关怀思想与护理

### （一）儒家的仁爱与护理

护患关系中作为利益主体的患者、护理人员都有自身的权利和义务，理想的护患关系是找到两方利益的平衡点，最终实现以人为本的多赢局面。儒家仁爱思想注重对生命的敬畏、对人的关爱、对自我品格的提升及人际关系的和谐，其为我们今天构建和谐的护患关系提供了极其宝贵的思想资源。

儒家认为，"仁"是一个完整的人应具备的最基本的道德品质，和谐关系的建立首先需要仁者爱人、推己及人。这对我们有如下三个方面的启发。

1.敬畏生命，关爱患者

儒家仁爱思想倡导"仁者无伤"，体现出一种强烈的敬畏生命的伦理情

怀，"水火有气而无生，草木有生而无知，禽兽有知而无义，人有气，有生，有知，亦且有义，故为天下贵也。"（《荀子·王制》）

2.内仁外礼，尊重患者

儒家的"仁"和"礼"是一个相连的整体，一个人如果没有仁爱之心，是不可能达到"礼"的要求的。儒家认为，人之为人就在于人有独立的意识，在自己尊重自己的同时，也要尊重别人。护理人员在工作中应明德修身，一方面不断完善自己的内在修养，另一方面要注重学习礼仪知识，举止端庄，态度和蔼，不论患者的地位、贫富、病情，均以诚相待、平等施护。

3.贵和尚中，相处适度

只有中正适度才最利于事物的和谐发展。护患相处过程中易产生冲突和矛盾，作为护理人员应积极汲取仁者爱人之道，协调矛盾，促进护患关系和谐发展。

## （二）道家的泛爱与护理

道家的思想体系中，"天地与我并生，而万物与我为一"（《道德经》），"一切有形，皆含道性"（《周易参同契》），这决定了道家所谓爱是"泛爱万物，天地一体也"（《黄帝阴符经》），"是以圣人常善救人，故无弃人；常善救物，故无弃物"（《道经箴言之立德篇》）。

泛爱是人的自然之爱，人有泛爱的本能，它包括爱自我、爱家庭、爱弱者、爱团体、爱祖国、爱人类、爱自然、爱真理。泛爱是一种无条件的爱，是顺乎自然的爱。"上善若水，水善利万物而不争"，默默爱别人，不求回报。

道家的泛爱在于：对个体"入军不被甲兵，路行不遇兕虎"，平平安安得指引，自天佑之吉无不利；对众生"无憎无恶"，不横加干预，尊重众生的自由意志；对万物无私心，泛爱无边，"复归于婴孩，复守其母"。这对我们有如下的启发：第一，要像爱自己一样去爱患者，要时时刻刻以最大的热情去对待自己的患者。要对患者的痛苦感同身受，把服务好患者、减轻其痛苦、促使其康复作为自己的使命。第二，对患者的爱和付出不应该要求回报，而应该把这种付出当作一种荣耀。"不期然而然，莫知至而至"，所有的付出都会自然而然地净化自己的心灵，提升自己的层次。

### （三）墨家的兼爱与护理

墨家以兼爱为其社会伦理思想的核心，认为当时社会动乱的原因就在于人们不能兼爱。他们提倡"兼以易别"，反对儒家所强调的"爱有差等"的观点。他们提出"兼相爱，交相利"，把兼爱与人们在物质利益方面的平等互利相联系。墨子尚贤、尚同、节用、节葬、非攻等主张均以兼爱为出发点。

兼爱作为墨家的核心思想，其实质是提倡无等级差别的博爱。"国若视其国，视人之家若视其家，视人之身若视其身"——把别人看成自己，把别人的亲人看成自己的亲人；爱自己几分，爱别人也几分，爱自己的父母、兄弟、子女几分，就爱别人的父母、兄弟、子女几分；一视同仁，人人平等，分毫不差，这就是"兼爱"。墨家把使天下人兼相爱、交相利作为治理天下之乱的方法，因为在他看来爱人利人乃顺天意。兼爱可以使天下富而不贫，治而不乱。"君惠、臣忠、父慈、子孝、兄友、弟悌，万民大利。"（《兼爱中》）

对护理而言，兼爱要求我们无差别地对待患者，不管他是身居高位还是穷困潦倒，护理人员都要倾注同样的爱心。在护理人员的眼中应该只有"患者"，而不是他的职位或者身份，甚至无关乎他是英雄还是罪犯。护理人员所需要的就是最大限度地照料好患者。

### （四）佛家的慈悲与护理

慈悲本为两个独立的概念，最早佛教只强调慈，稍后才以慈悲并称，形成一个完整的概念。慈是代表朋友或亲爱的人。悲是指哀怜、同情。对朋友要友善地对待之，对不幸者要报以同情，这就是慈悲。龙树菩萨在《大智度论》中说："慈名爱念众生，当求安稳乐事以饶益之。悲名愍念众生受五道中种种身苦、心苦。"也就是说，慈就是爱护众生，当求安乐之事来利济众生，悲就是怜悯众生，同情其轮回于五道之中，受种种生理和心理的痛苦。所以对慈悲的定义就是"大慈与一切众生乐，大悲拔一切众生苦，大慈以喜乐因缘与众生，大悲以离苦因缘与众生。"因此慈悲的定义就是"拔苦与乐"。

慈悲在小乘佛教中，原为五停心观之一，五停心观指不净观、慈悲观、因缘观、界分别观、数息观。主要在于对治个人心性弱点的修行方法。小乘佛教还赋予慈悲某种咒力的意义。如《阿毗达摩大毗婆沙论》卷八十三说："住慈定者，刀、毒、水、火皆不能害，必无灾横而致命终。”这是相信慈悲有某种特定的神奇力量，可以保护生命免受侵害。到大乘佛教时，为了突出慈悲的深意，便将慈悲喜舍定为佛之本性，南本《大般涅槃经》卷三十二说：“善男子，大慈大悲名为佛性。何以故？大慈大悲常随菩萨如影随形，一切众生必当得大慈大悲，是故说言一切众生悉有佛性。”将慈悲喜舍由修行法门提升到佛性的地位，体现了大乘佛教对慈悲的重视，所以大乘佛教认为证悟成佛必须要通过“慈悲”的实践来实现。

对医护工作者而言，我们除了要努力提高业务水平外，更重要的是要怀揣一颗慈悲之心。大乘佛教认为，佛陀的根本精神并不是教导众生只提升自己而求得圆满就够了，而在于悲悯众生，帮助众生。因此，慈悲利他才是佛陀的本怀；而当自利与利他相冲突时，还须放弃自利，以实践绝对的慈悲为目的。

### （五）传统医学的济世与护理

中国传统医学贯穿始终的理念即为“悬壶济世”，认为医术是爱人、救治性命的技术，医学是济世、拯救人类疾苦的学问。

《黄帝内经》中提出，“天覆地载，万物悉备，莫贵于人”，要求用医学“济群生”。张仲景《伤寒杂病论·序》认为，“感往昔之沦丧，伤横夭之莫救，乃勤求古训，博采众方”，为的是“上以疗君亲之疾，下以救贫贱之厄，中以保身长全，以养其生”。唐代大医学家孙思邈也强调：“人命至重，贵有千金，一方济之，德逾于此”，要求医家“志存救济”“誓愿普救含灵之苦”。（《备急千金要方·大医精诚》）

医家要实现仁爱救人的济世愿望，就要有高超的医术，而高超医术的获得，必须要有虚心好学、刻苦钻研的精神。龚廷贤在《回春录》中说“医者，生人之术也，医而无术，则不足生人”。徐春甫的《古今医统》指出：“医本活人，学之不精，反为夭折。”孙思邈也认为，医术是广博深奥、“至精至微”的学问，“故学者必须博极医源，精勤不倦，不得道听途说，而言医道已了，深自误哉。”（《大医精诚》）

可见，传统医学一直将医业看成是济世救人的事业，行医是在“悬壶济世”，而不仅只是谋生的手段。追求济世的崇高理想和仅以行医为谋生之途，是两种不同境界的职业追求，两者必然会形成不同的职业情感、行医态度及医术水平。追求济世的职业理想在传统医学实践中成为医家精进医业、不倦求索的强大动力，因为"夫以利济存心，则其学业必能日造乎高明；若仅以衣食记，则其知识自必囿于庸俗"。（《临证指南医案》）

"济世"理念对于培养现代护理工作者正确的职业观、提升其职业理想具有重要的现实意义。在市场经济大潮中，部分护理工作者只重报酬而不顾职责和义务，降低服务质量，不精研业务，对待工作得过且过，究其原因，是没有树立正确的职业观和价值观。继承和弘扬传统医学济世救人的职业观，有助于帮助护理工作者正确认识职业的宗旨和基本任务，明确自己的职责和义务，唤起爱心和责任心，树立健康的职业观，增进职业荣誉感，提升职业理想。

# 第二节　华生博士人文关怀理论

## 一、华生及其人文关怀理论背景

### （一）简·华生博士介绍

简·华生（Jean Watson）于1940年出生在美国的西弗吉尼亚州，她曾就读于美国科罗拉多大学，先后获得护理学学士学位、心理健康护理学硕士学位和教育心理学与咨询学博士学位。现为美国科罗拉多大学护理学院教授、美国护理科学院院士。

人文关怀理论是华生博士于1979年创立的，她提出"人文关怀是护理学的本质"的观点，并将护理学拓展到以"关怀整体人的生命健康"为本的人文关怀的发展阶段。在她的著作《护理：关怀的哲学和科学》中首次应用了"人文关怀"这一词语。她将哲学中"以人自身的生命价值"为本的人文关怀理念引入护理学"关怀弱势人群的生命健康"之中，揭示了护理学人文关怀的精神内涵。以"关怀整体人的生命价值"为本的人文关怀理念包含着对自身生命价值的关怀。经过不断完善后，华生博士于1985年再次修订发表理论著作《护理：人文科学和人文照护》。华生博士的理论对临床护理产生了深远的影响，其理论被用于指导临床护理实践，其中最有名的是1988年在美国的"丹佛人文关怀护理计划"。同时，随着中外护理理念的不断交融，她的人文照护理论指导下的人性照护护理模式被引入国内，并在临床护理实践中广泛应用。

华生博士在护理专业上作出了卓越贡献，获得了多项奖励和荣誉，包括澳大利亚国际凯洛格奖学金、瑞典富布赖研究奖。她拥有6个荣誉博士学位，包括瑞典哥德堡大学以及伦敦卢顿大学的荣誉博士学位。在美国科罗拉多大学，华生博士被授予知名护理教授的头衔。

### （二）关怀理论背景介绍

关怀护理的理论与实践基础，源于华生对护理的独特见解以及在攻读博士学位期间对护理作为一门对社会负有伦理使命的特殊专业的一些思考。华生的护理理论是从其他护理理论家的理论和实践中提炼而形成的，包括Nightingale的理论，Rogers的人本主义理论（以服务对象为中心的治疗），心理学家Giorgi、Johnson、Koch等的理论，还有存在主义、现象主义哲学思想。关怀护理理论也是华生及其学生在对护士、护生、服务对象有关关怀问题进行调查的基础上发展起来的。华生的理论形成也与她接触许多不同国家、不同民族的文化有关。1979年，华生首次发表了《护理：关怀的哲学和科学》，1985年发表了《护理：人文科学和人文照护》。她提出了护理和照护的一种哲理，减少了理论和实践中的分割。华生认为，自己探讨的是护理的核心，即引起治疗性结果的护患关系，通过照护和治愈过程寻求和拥有他人的精神世界，建立真正的信任关系。她同时也认为自己的作品是关于护理的一个哲学性的、伦理上的和智力上的蓝图，而非一个具体的理论。

## 二、华生人文关怀理论的主要内容

华生人文关怀理论包括一些重要概念及其定义、关怀因素、超越个人的关怀性关系、关怀程序、关怀瞬间和关怀情形等。

（一）主要概念

1.人

指人类，是可以被照顾、尊重、养育、理解和帮助的有价值的人，人的整体是大于并且不同于其身体各部分的总和。人在生存的环境中，心灵、精神、身体融合为一体。

2.健康

指心灵、身体的统一及和谐。健康状况与感知的自我和实际的自我相符合的程度有关。健康是身、心幸福安宁的状态，包括社会功能状况，不仅是没有生病而已。

3.环境

指社会，包括内环境，即生理的、精神的、心智的因素，以及外环境如压力、变化及影响人舒适与清洁的因素。环境是时空中不断与人相互作用的开放系统。

4.护理

护理以人性照护为本质，目标是促进患者健康、预防疾病及照护患者，使其恢复健康。护理是人际关怀的过程及关怀的转换。护理是帮助患者提升个人知识及自我治愈能力，以协助患者恢复其内在的和谐感。

（二）华生关怀理论的十大关怀要素和十大博爱程序

华生博士在其人文关怀理论中提出了关怀的十大要素，后期又提出十大临床博爱程序，指出护理人员可以从这些方面对患者实施关怀。

1.十大关怀要素

（1）人道主义利他主义价值系统的形成，经由施予他人及扩展对自己的认识所得到的满足感。

（2）灌输信心和希望，表达护士在促进健康方面的角色。协助患者寻求健康行为，正向鼓励、支持和谐的护患关系，以达到目标，这对护理和治疗过程是必需的。

（3）对自己及他人敏感，通过自我接受，以达到自我实现的目标，这对护士是很重要的，因为护士可以表达自己的感情，更好地帮助患者表达感情。

（4）建立帮助、信任、关怀性的关系，建立良好的人际关系和护患关系，可促进和接受个案正向感受和负向感受的表达。

（5）鼓励并接受服务对象对积极情绪与消极情绪的表达，分享感受（包括正面感受和负面感受）。

（6）系统运用问题，作出决策，这对于科研、界定专业和发展护理科学知识是很重要的。将科学解决问题的原则和理念运用于护理过程中，以作出最合适的决定。

（7）促进人际性的教与学，增加患者知识，提高其自我照顾能力，促进自我成长。通过给予患者健康责任而区分护理和治疗，使患者能提供自我护理，决定个人需要。

（8）提供支持性、保护性、纠正性的心理、社会和精神环境，评估和增进患者的适应能力。

（9）协助满足个人的需要，护理人员和患者都有身、心、社会及个体内在的需要。低层次需要满足后才能达到高层次需要的满足。

（10）允许存在主义、现象主义及精神力量的存在，运用现象学方法了解患者的生活经历，了解患者观点。个人的经历决定感知，护理人员以此方式可以了解自己和他人。

2.十大临床博爱程序

（1）拥有利他主义的价值观，对自我及他人表达、施以关怀。

（2）时时处处尊重他人，交往中注入信心与希望。

（3）通过悲悯情怀及行为的培育，对自己与他人的苦难敏感、敏锐。

（4）建构充满信任、关怀的人际关系。

（5）真诚倾听他人的故事，接纳其感受，无论是正面的还是负面的。

（6）以创造性和务实的姿态提出人文关怀的系统解决方案。

（7）善于运用适宜的方法对他人进行关怀教育。

（8）创造人格被尊重、疾苦被关怀、伤病被救助的场所精神与氛围。

（9）尽力协助满足每个生命的躯体、心理、灵性需求。

（10）以开放的心态面对生命的无常、神秘与神圣，接纳存在主义、现象学理论。

## （三）超越个人的人际关系

超越个人的关怀性关系是华生博士理论的基础。超越个人意味着一种对他人内在生活和主观意识的关注，同时也意味着自我在特定的时刻，达到精神层面上的与更广阔宇宙的深层次连接。关怀，在此种意义上来说，已被看作是护理的道德典范，对人的最大可能的关注使护士进入另一个人的生活空间或现象域，能够探测出那个人的本质情况（精神、灵魂），感触他们自身内部的状态，并以这样一种方式对这种状态作出反应：这种方式指的就是接受者一直渴望释放的主观感受和想法得到了释放。就这样，护患之间有了一种主观上的交流。

在护理中，简单而又复杂的人与人之间的关怀程序是一个非常基本的出发点，只有在这里，一种协调的超越个人的关怀性关系才能发生。

一种超越个人的关怀性关系依靠以下几点。

（1）保护和提高人性的尊严，允许一个人确定他们特有的含义。

（2）护士的目的和意向是确定个人的主观重要性。

（3）护士认识以及准确察觉情感和他人内在状态的能力。这可以通过动作、言语、行为、认知、肢体语言、情绪、思想、判断力、知觉等来实现。

（4）护士评价和认识他人内心世界，以及和他人感觉相连接融合的能力。护士必须能够通过各种方式，如移动、姿势、面部表情、动作、程序、信息、触摸、声音、语言、色彩、形式以及其他类似的科学的、审美的、人性的方式来表达和（或）关注这种状况。患者的主观性被认为与护士的主观性同样完整和有效。因此，相互关系是护理的道德基础。

（5）护士自身的生活史（偶然的过去）、经受自身情感和各种情形的机会以及对他人不同情形感受的想象。这样的知识和敏感性可以通过对其他文化的了解，对人文科学如艺术、戏剧、文献有探索价值的学习以及通过与自身有良好的联系来获得。同样，它可以通过个人心理疗法、反省、自我控制机制等来促进。这归因于护士的自身成长、成熟与发展、对自我和他人的敏感性等。

## （四）关怀瞬间、关怀情形

当一个护士和另一个人带着彼此独特的生活经历和人性相互作用的奇异感觉走到一起时，关怀便发生了。这某一特定时刻的相聚成为空间和时间上的焦点。

经验和感知发生时便产生了超越，但是真正关怀的情形在那一刻具有其更大的影响力。这个过程超越了它自己，融入了每个人生活的历史，成为更大、更复杂生活模式的一部分。

关怀时刻包含了护士和服务对象的选择及行动。在关怀情境中两个人在一起有机会决定他们之间的关系以及此时的行动。如果关怀时刻是超越个人的，则每个人都会感觉到与另一个人精神层面上的连接，由此，它超越了时间和空间，创造了治愈及更深层次上人性连接的新机会。

（五）护理人文关怀要点

（1）关怀与爱是宇宙中最普遍、最伟大和最神秘的力量。

（2）人的关怀与爱的需求通常容易被忽视。尽管我们有时知道人们彼此之间需要关怀与爱，但我们常常没有这样相互给予。

（3）护理是一门关怀性的专业，其维持关怀理念及实践的能力影响人类文明的发展。

（4）首先，我们必须自己具备关怀与爱的意愿，和善并有尊严地对待自己。

（5）在对人的健康、疾病的关注过程中，护理总是带着人性关怀的性质。

（6）关怀是护理的精髓，也是护理实践最中心的、最一致的焦点。

（7）在个人及团体层面上，人性关怀在健康实施系统中越来越少被强调。

（8）护士的关怀价值观与护理已经融合。护理同社会在坚持关怀理念与关怀实践方面面临着严峻的形势。人性关怀的角色被不断发展的医疗技术、资本主义企业管理模式的限制所威胁。

（9）对护理专业来讲，从认识及临床实践方面维持并发展人性关怀是当今及未来的一个重要问题。

（10）关怀只有通过人际互动才能有效地实践与体现。

（11）护理对人类及社会在道德、科学等方面的贡献有赖于其在理论、实践、研究方面的人性护理理念的实现。

（六）华生理论人文关怀价值在护理中的有关假设

（1）人需要关爱。

（2）护理是一个照护专业。

（3）我们应善待自身的需要。

（4）护理一直站在人文关怀立场。

（5）关怀是护理的本质。

（6）在护理实践过程中，人文关怀在患者中得到较少的应用。

（7）护士的关怀价值和护理一直没有得到足够重视。

（8）人文关怀的维持和发展是当前和今后的一个重大课题。

（9）在护患关系中，人文关怀可以被有效地展示和运用。

（10）护理的社会性、道德性、科学性在理论、实践和研究中对人类社会的贡献在于其致力于人类关怀的理想模式。

### （七）华生关怀理论与护理程序

许多护理理论家以其理论为依据，设计了独特的、具有不同程度可操作性的护理程序。但华生认为，护理程序仅能满足低层次需求，对高层次需求及关怀因素来讲，护理程序很难展示深层次的治疗性人际关系，以及在这种关系中服务对象表达出的意义。因此，华生并无护理程序的具体框架，但她用诗的形式描述了关怀在护理中是怎样发生的。

## 三、华生人文关怀理论评价

华生的人文关怀理论推动了世界范围内人文关怀护理的发展，也引起了护理学者对人文关怀理论的高度关注。人们在学习、研究与应用华生人文关怀理论时，不断地总结该理论进行分析与评价。

（1）理论可将概念进行关联，以崭新的方式看待某一特定的现象。华生理论中的一些理论性概念，可能会帮助护士和他们所照顾的患者在日益复杂的环境中找到意义与和谐。

（2）理论具有逻辑性。十大关怀要素根据需要层次理论进行逻辑演绎，为该理论提供框架。

（3）理论较难理解。该理论是吸取了多个理论（如哲学、心理社会学等知识领域）的精华或相关内容而形成的，如果读者相关知识缺乏，可能在阅读方面存在一定难度。

（4）理论强化了护理学科的知识基础。华生强调在关怀实质和特征方法上进一步深入研究关怀护理要素，证明关怀护理和临床技术一样重要。

（5）理论与实践相结合。华生的人文关怀理论为关怀护理实践提供了一个理论框架，使护士为患者提供身体、心理、精神方面的护理。

（6）理论具有较强科学性。该理论以现象学研究为研究方法，在不同人文学科理论基础上，构建了护理领域独特的人文关怀护理理论。

## 四、华生博士创建的人文关怀相关机构介绍

### （一）人文关怀中心

华生博士于1986年在科罗拉多大学护理学院创办了人文关怀中心。该中心的工作具有4个主要目标：①将艺术、人文学和新科学模式知识整合到护理与健康科学教育实践和研究中；②发展、评价并传播新的人文关怀和治愈模式，以便重新设计医疗卫生系统和改革医疗政策；③为跨学科与国际交流提供对话与正式教育和研究活动的论坛；④作为有关人文关怀和治愈理论、教育、研究、临床实践模式及展示研究信息的咨询和传播资源。

### （二）华生关怀科学研究所

华生博士于2007年创立了一个新的组织，名为华生关怀科学研究所（Watson Caring Science Institute，WCSI）。该组织是一个国际性的非营利机构。WCSI由十几位护理专家、关爱护理专家组成。WCSI将帮助保证对公众的关怀和治愈，减少护士的流失和节省医疗费用。

WCSI目前开展的工作包括：①构建关怀科学、博爱专业人员的专业网络，将关怀、治愈的深厚本质和爱带入卫生服务中；②持续发展、实施和整合关怀科学·博爱项目，每季度召开由成员参加的一次网络、电视研讨会及教育项目；③为护士及其他医务人员的个人发展和专业进步提供渠道，包括培训训练者以及通过手册、书籍和博爱关怀工具箱等方式进行的模式传递；④国际博爱协会（The International Caritas Consortium，ICC）是一个医院及学术网络组织在世界各医疗机构及院校中实施关怀科学的模式。第一届国际博爱协会会议于2004年召开。近十年来，该协会每年召开会议2次，分别定在春季（4月）和秋季（10月）

举行，而到2013年，由于该协会事务日益增多，协会一致通过将每年2次会议改为每年1次（10月举行），截至2014年10月，该协会举行了20届会议；⑤对学生、学术项目和临床系统提供关于关怀方面的咨询；⑥运用书籍、光盘、蜡烛、康复与冥想卡、肥皂、乳液和油等工具形成关怀销售链，将关怀科学、关怀工作的工具、整合和品牌意识输入现存的卫生系统中；⑦开展临床和学术关怀国内外合作项目；⑧纪念第一位捐赠者Marian Turkel博士及The Albert Einstein Healthcare Network组织。

# 第三节　莱林格博士跨文化关怀理论

## 一、莱林格及其人文关怀理论背景

### （一）莱林格博士简介

莱林格（Madeleine Leininger，1925—2012）博士于1948年在丹佛的"圣安东尼"完成初级护理教育，1950年在堪萨斯的艾奇逊"山圣学术大学"获得护理学士学位，1954年在华盛顿特区的"美国天主教大学"获得精神卫生护理学硕士学位，1965年获得文化与人类学哲学博士学位，成为第一个在该领域获得哲学博士学位的职业护士。

作为一名现代护理教育家、护理理论家和护理管理者，莱林格取得了许多成绩，她是美国护理协会的知名学者、韦恩州立大学护理系的终身荣誉教授、内布拉斯加州大学护理系的兼职教授。

莱林格编写过30余本书籍，发表论文250篇，公开发表演说1200篇。比较知名的书籍有《护理学中的基础精神概念》《护理学与人类学：两个世界的融合》《文化照护的异同性：一个护理理论》，1989年创办了《跨文化护理杂志》，作为一名护理教育、护理理论和护理管理的先驱者，她先后获得诺贝尔和平奖提名、杰出的护理领导人奖，1998年获美国护理学会颁发的"现世传奇"——美国的最高护理奖项，并于同年获澳大利亚皇家护理学院颁发的"著名学者"奖，同时被《美国妇女名人大全》《世界妇女名人大全》等收录。

### （二）理论发展背景简介

莱林格最初在儿童指导之家工作，在那里她获取了跨文化护理的灵感，并且开始着手这方面的研究。她率先开始对新几内亚东部高地的中古荷兰文字进行研究，她研究了25种西方和非西方文化现象，提出了"宗教护理"的护理研究方法，并提出"与文化相适应"的护理专业术语。其跨文化相关理论在1960年首次提出。当时俄、日在世界大战后，许多战后难民和移民涌入美国，美国变得更加多元化。莱林格从护理实践中认识到，不同文化背景的患者的需要对于护理来说非常重要，但当时的护理人员和其他的医务人员尚未认识到该挑战，相反，护理和医疗的重点集中在使用先进的医疗设备和技术，他们将精力集中于研究患者的疾病和症状。莱林格敏锐地觉察到并首次提出了跨文化关怀理论，并在以后的过程中不断完善和发展跨文化关怀理论。

莱林格最杰出的贡献在于发展跨文化关怀理论，从文化的角度阐述了连续和有效的护理模式。她相信跨文化的护理能给患者带来有意义和治愈性的效果，提出了跨文化理论的概念、理论并基于研究结果来指导和解释相关的护理实践，打开了护理不同文化背景的人们需要引入更多文化概念的大门，加深了护理人员对于文化的理解。

## 二、莱林格跨文化关怀理论的主要内容

莱林格在其跨文化理论中集中体现了对护理对象多元文化背景的重视。她认为关怀是人的天性，不同文化背景的人有着不同的关怀体验，因此，护理人文关怀需要了解和接受不同个体和群体文化背景的关怀表达方式来有意识地协助、支持与促进患者改善生存状态、改变生活方式与面临死亡的态度，满足其健康需要，从而达到专业性治疗的目的。

### （一）跨文化理论的目的、目标和定义

（1）关怀对一个人的生长、发展、生活和死亡都是至关重要的，它贯穿人的一生。

（2）关怀对于患者的治愈和康复至关重要，没有关怀，就没有康复。

（3）在世界不同的文化背景下，人文关怀的形式、表达及内涵都有所不同。

（4）每种文化都有遗传下来的关怀模式和后期专业发展的关怀模式。

（5）关怀的价值和信仰体现在社会文化的方方面面，包括宗教信仰、族群、社会、经济、历史和风俗等。

（6）治疗性的关怀护理只有在充分了解患者的价值观、表达方式后才会出现。

（7）了解护理提供者与护理接受者在疾病康复上的种种差异，有利于连续、有效和满意的护理出现。

（8）连续性、多样性及统一性的文化护理模式对于不同文化背景人类的健康至关重要。

（9）护理在本质上是一种跨文化护理的专业和学科。

## （二）跨文化理论的相关概念

### 1.文化关怀的多样性

是指同一文化内部或不同文化之间、同一群体内部或群体之间、个体之间在关怀的信念、定义、模式、价值观、特征表现和生活方式等方面的差异性，从而衍生出不同关怀的意义、价值、形态和标志，使关怀与文化相适应，表现为多样性。

### 2.文化关怀的统一性

作为一个整体来看，人类在关怀的意义、定势、价值、标志及关怀方式等方面具有相似性或共性，这种相似性或共性是从人们对待健康、处境和生活方式或面对死亡的文化中衍生而来的，是人类共有的自然属性的反映。

### 3.文化

从特定群体中学习、分享世代延续的价值观、信仰、标准和生活方式，并按特定的方式指导特定群体的思想、决策和行为。

### 4.护理

指对那些有明显或预期关怀需要的人群进行有关协助、支持等活动，以改善人类健康状况和生活方式为目的的一种抽象或具体的行为。

文化护理是通过"以认知为基础的辅助、支持、促进行为或决定，量身订造符合个人、团体或机构的文化价值观、信仰和生活方式"提供文化一致的护理。文化评估方面的要素有以下这些：语言及沟通方式、性别、性取向、能力/残疾、职业、年龄、社会经济状况、人际关系、外貌、衣着、空间利用、食物喜好、食物准备及相关的生活方式等。莱林格提出，根据护理判断，作出三种护理模式的确定，以提供适当的、有益的、有意义的护理。三种护理模式分别是文化照顾保存/维护、文化照顾适应/协商、文化照顾重建/重塑。

（三）核心理论框架

莱林格用"日出模式"来直观阐述和支撑其理论框架，并指导护理人员提供系统、周全和细致的护理照顾。目的是帮助人们理解该理论的组成部分在一种文化体系中如何影响个体、家庭和群体的健康状况及对他们提供相应的护理照顾。她希望"日出模式"不仅仅是一种理论描述，而是像它的形状"日出"那样的太阳光进入研究者的心灵。

"日出模式"共分为四层：第一层为世界观，文化与社会结构层，指导护士评估和收集关于服务对象所处社会环境和文化背景的各方面信息，包括宗教与哲学、亲缘与社会关系、价值观、法律、经济、教育等。第二层为服务对象层，提供了健康系统内的护理服务对象，包括个体、家庭、群体和社会机构等方面的信息，以及与文化有关的照顾和健康的特定意义。第三层为健康系统层，详细阐述了民间健康系统、专业健康系统和护理系统，包括每一系统的特征和独特的照顾特色，这些信息有利于识别文化护理照顾的共性与差异。第四层是护理照顾决策与行动层，包括文化照顾保存/维护、文化照顾适应/协商、文化照顾重建/重塑3种方式，护理照顾在这一层得以计划和实施。

## 三、莱林格跨文化关怀理论评价

该理论是唯一明确而深入关注文化关怀的定义、使用及内部之间模式的护理理论，护士在实践中必须了解和使用文化关怀异同等知识体系，同时该理论有一个内部的、特有的宗教护理的研究方法，该方法有助于理论原则的实现。而且该理论既有抽象的方面，也有具体的内容，促使护理教师及临床医护人员使用特定的文化关怀模式来为患者提供适当的安全护理。其具体评价如下。

### （一）内在性评价

莱林格对跨文化护理理论的主要概念均给予了明确的陈述和定义，使护理人员对理论有正确的认识和理解。各概念之间存在着内在的、密切的联系，是相辅相成的，也是互相影响的，从而体现了该理论的完整性和可行性。

莱林格指出，以文化为基础的护理照顾是有效地促进患者从疾病和残疾中康复的关键因素。文化的概念丰富和扩展了对照顾的理解和认识。护理是护士与服务对象互动过程中的一种跨文化现象；护理作为一门跨文化照顾专业，为各种不同文化的人或人群提供健康照顾，帮助特殊文化的对象保护或维持他们的健康，或者帮助特殊文化的对象适应一个有益的或满意的健康状况，也可以帮助服务对象将生活方式调整为新的、健康的状态。

在护理实践中，护士要经常面对不同民族与国度、不同语言与风俗、不同宗教与信仰等多元文化因素的服务对象。因此护士应根据服务对象的社会环境和文化背景，为其提供有意义和满意的护理照顾。比如：理解信佛的患者默诵经佛和不吃荤；日本、韩国人忌讳数字"4"，所以不能安排他们住4号床等。从某种意义上说，风俗习惯属于历史的范畴，它具有相对稳定性，但并非一成不变的。随着经济文化的发展，还会出现新的风俗、习惯，有待我们进一步去探索和研究。该理论在总体上是合乎逻辑的、结构紧凑的、体系完整的。

### （二）外在性评价

跨文化护理理论既能广泛应用于护理教育和护理科研中，也能用来指导临床护理实践。在护理教育方面，以该理论为框架设置护理院校的有关课程，培养学生的文化敏感性和提高与文化一致的护理照顾能力；并开展跨文化护理方面的专科护士培训课程，保证培养跨文化护理方面的合格人才，为不同文化背景的服务对象提供安全和理性的照顾。在护理科研方面，通过有关文化、亚文化及文化照顾的研究来证实该理论的重要性和实用性，如"西方文化照顾的价值观明显不同于东方""提供照顾者与接受者之间的理解和表达有明显异常，会导致双方都不满意"等，一些假设都已通过科研得到证实。莱林格在1988年指出，她已从45种不同文化中识别出85个主要文化照顾构件。通过这些构件可以帮助护士建立符合文化现象的护患关系，运用语言和非语言沟通技巧，包括移情、倾听、触摸等，了解服务对象的健康状态和心理感受，从而满足其最大需求。因此，该理论在质性研究方面推动了护理科研的发展。此外，在临床实践方面，护士可以根据日出模式的提示来执行护理程序，从评估开始收集与文化有关的资料，从而找出有关文化的共性和差异，并选择相应的护理照顾方式进行护理照顾。例如，在护患沟通中，护士应针对不同文化背景的服务对象，采取适应其文化特点的交流方法，减轻患者因不适应医院文化特点而产生的文化休克现象。

（三）虽然跨文化护理理论已广泛应用于实践，但该理论依然存在一些不足

其局限性主要体现在护士按照该理论作出护理诊断后，如何明确、有效地分辨出该诊断究竟属于护理照顾决策和行动层3种照顾方式中的哪种方式，是文化护理照顾保存/维护、文化护理照顾适应/协商还是文化护理照顾重建/重塑？该理论还阐述得不够清楚。通常会出现一个护理诊断同时属于相近的两个照顾方式，从而导致护士不容易作出准确判断。尤其是在纷繁复杂的多元文化背景下，各种文化、亚文化的内涵不同，直接影响护士和服务对象对这3种照顾方式的理解，从而产生争议。

此外，即便护士按照日出模式确定了护理诊断，但是，与不同社会环境和文化背景有关的特殊护理诊断，以及涉及生理方面和情绪状态的相关跨文化护理诊断均缺乏专业描述，即无法找到恰当的护理诊断进行表述，从而导致跨文化护理理论在护理实践中缺乏相关证据，在一定程度上影响了该理论的推广应用。

## 四、国际人文关怀协会简介

### （一）该组织的建立

国际人文关怀协会（IAHC）于1978年由莱林格的学生玛丽莲·雷博士（Dr. Marilyn Ray）创立，雷博士在犹他大学攻读博士学位期间与当时在犹他大学任护理学教授的莱林格认识并结为好友。其在继续深化莱林格跨文化研究中，提出了自己的理论。国际人文关怀组织最先命名为美国关怀研究中心，后来通过42名护理专家的努力以及在全世界护士的支持下，组织正式更名为国际人文关怀协会。该组织的主要思想为关怀是护理的本质，关怀是护理职业独一无二的重点，在这

种核心思想的指导下，组织开展了一系列工作。其宗旨是为全世界发展关怀理论及模式提供学习、成长以及传播的平台。

### （二）该组织目标

（1）推进护理知识体系的构成与建设。

（2）协助护理和其他学科应用关心和照顾的知识，在人类的关系和促进方面应用系统的知识，以确保护士的功能是以保健为重点。

（3）解释关怀的属性、范畴和功能，以及同护理的关系。

（4）从跨文化的角度识别关怀主要的组成部分、过程及关怀模式。

（5）激励全世界的学者与专家们进行系统研究，并每年与同行们在会议中分享他们的成果。

（6）传播关怀知识。

（7）建立组织，并进行人员选举，维持协会的良性发展。

### （三）该组织核心观点

（1）关怀是人类存在的形式。

（2）关怀是护理的核心，同时指导着护理人员的实践，包括教学、临床及科研。

（3）关怀是精神性的，也可以是具体可操作的实际行动。

（4）护理中的关怀是对他人的有益的行为和能力。

（5）护理中的关怀是一种特殊的存在形式，其目标是保护、增强和保存人类的尊严。

（6）关怀在不同文化中的形式是多种多样的，它提供了最广阔及最重要的途径去学习、研究护理知识与护理实践。

### （四）该组织开展的活动

这个组织的主要工作首先是每年组织一次国际性关怀会议，会议的目的是希望全世界的关怀护理专家们聚集一堂分享他们的思想、研究与理论。第一届会议于1978年在美国犹他州的盐湖城召开，以后每年均在美国召开一次，到2014年，第35届人文关怀会议首次在美国以外的国家日本京都召开，这标志着人文关怀真正走向国际化。其次，该组织主办了《国际关怀护理学杂志》。最后，国际人文关怀组织每位人文关怀专家出资500～1000美元资助一名非美国护理学生参加其组织的人文关怀会议，以提高他们对关怀的理解水平。

# 第四节　其他护理人文关怀模式

学者们不断探讨、研究护理中的关怀这一现象，分别基于上述理论，从不同角度发展自己的理论或模式。现就其中的两个模式进行介绍。

## 一、乔安妮·达菲的质量关怀模式

### （一）乔安妮·达菲及其模式发展背景简介

乔安妮·达菲（Joanne Duffy）1973年毕业于美国约瑟夫护理学校，1977年获护理学士学位，1979年获硕士学位，1990年获哲学博士学位。曾任印第安纳大学护理学院教授，美国护理教育研究联盟主席。目前为美国护理科学院院士。

乔安妮·达菲的质量关怀模式的形成以Donabedian和华生的理论成果为依据，并受到金、米切尔等护理学者的影响，提供了一个混合的理论框架，属于中域理论。构建高质量关怀模式的主要目的是：①指导护理专业实践；②描述护理质量与人文关怀在概念上、理论上以及经验主义上的联系；③开展相关护理研究，为护理工作对人类健康产生的重要价值得到普遍认可提供依据。

### （二）模式结构和主要内容

达菲在2003年提出的质量关怀模式假说认为：关怀关系能够影响患者及其家庭、医疗服务人员以及保健系统得到积极的健康结局。该模式采用结构—过程—结局的方式阐述其中心组成部分。

第一个重要的组成部分——结构，是指质量关怀模式中主要的参与者，即提供健康服务的医疗系统、医疗服务人员及患者/其家庭。每一参与方都具有自身特有的特征、属性及经历，并组成了各自的"现象场"。例如，患者具有的属性如有医疗服务需求、人口统计学特征、疾病的严重程度、并发症等，这些属性能够影响医疗服务的过程及结果。医疗服务人员的属性如文凭、态度、行为等，这些属性能够影响护理的过程，并间接影响医疗服务结果。医疗服务系统的属性如员工类型、组织文化、可获得的资源等是其医疗服务质量的影响因素。此结构中涉及的这些重要的影响因素是在提供医疗服务之前就已经存在的。

第二个重要的组成部分——护理过程，是指医疗服务人员提供的干预或专业实践，为此模式的核心。该过程是以关系为中心，以关怀要素为基础。尽管该关怀要素起初是基于华生的十大关怀要素建立的，但后来的研究证据表明，关怀性关系是由以下8个关怀要素构成的，包括共同解决问题、细心地安慰、尊重、鼓励方式、欣赏独特的意义、治疗性环境、归属的需要、人类基本需要。这8个关怀要素构成了护理实践的基础，护士若巧妙地应用这些要素，经过一段时间，服务对象会感受到被关怀。

第三个重要的组成部分——结果，是指医疗服务的结果，主要包括两种形式：中间结果和最终结果。中间结果是指患者/其家庭在治疗过程中的行为、情感、认知的改变，这些改变能够影响最终治疗结果。最终结果是指那些能够影响未来的结果，如生活质量、成本、护理满意度等。两种形式的结果相互作用，均能对患者、医疗服务人员及医疗系统造成影响。结果是动态且可以持续提高的，要想得到好的结果，主要依赖于专业实践中独立性与协作性关系的平衡。

### （三）模式的主要概念、假设、命题及护士关怀职责

#### 1.模式包含四个主要概念

（1）关系中的人：意指人是具有多维性的生物，具有各种不同的特征，故每个个体都是独一无二的。了解每个人的特征，包括人与人之间有哪些相同之处以及不同之处，才能够与其进行有效的人际互动，并为其提供护理干预。人是具有社会性的，通过出生、工作、玩耍、学习、崇拜、社区交往等联系在一起。在这种关系中，人类日渐成熟，并得以提高和发展。

（2）以关系为中心的专业实践：由护士与患者/其家庭之间的独立性关系和护士与整个医疗服务团队间建立起来的协作性关系组成。当这些关系具有关怀性质时，护理服务专业实践所产生的中间结果"感到被关怀"就会随之产生。

（3）感到被关怀：感到被关怀是一种积极情感，这种情感对患者和其家庭很重要。它可以使人对卫生保健需求感到放松和有安全感，尤其是那些对护理非常敏感的人，这种被关怀的情感甚至比护理服务质量更重要。

（4）自我关怀：自我关怀是由关怀关系刺激而产生的人类现象。在关怀性的人际关系中，自我关怀随着时间推移而自然产生，能够增强个体的幸福感。与医疗团队处于关怀性关系中的患者和家庭更加关注自身的健康，愿意去学习健康相关知识，改变不良生活方式，谨遵医嘱，积极参与医疗决策。他们感觉到被理解，更加自信，随着时间的推移，逐渐成为自我关怀的个体。

2.基本假设

（1）人具有多维性，有成长和改变的能力。

（2）人存在于各种关系中，包括与自己、他人、社区、组织、自然以及宇宙的关系。

（3）人随着时间和空间的改变而进化。

（4）人具有内在价值。

（5）关怀融入每天的护理工作中。

（6）关怀是一个有形的、能够被测量的概念。

（7）关怀性关系不仅有益于接受者，还有益于提供者。

（8）关怀性关系有益于社会。

（9）关怀是在相互关系中实现的。

（10）感到被关怀是一种积极的情绪。

3.命题

（1）人文关怀能力可以提高。

（2）关怀性关系由不连续的因素组成。

（3）关怀性关系的建立需要有意图、专业知识和时间。

（4）社区中的关怀性关系能够增强自我关怀。

（5）患者与护士间的独立性关怀关系能够影响关怀感受。

（6）护士与其他医务人员间的协作性关系能够影响关怀感受。

（7）感到被关怀是自我发展系统的前提。

（8）感到被关怀能够影响医疗服务的中间结果和最终结果。

（9）自我发展是随着时间和空间而产生的非线性复杂过程。

（10）自我发展系统本质上具有自我关怀和自我治愈性；以关怀为特征的关系能够促进个人、组织和系统的自我发展。

4.护士在关怀护理实践中应履行的职责

（1）获取并不断提高关怀知识水平和技能。

（2）培养并维持与患者及其家属间的关怀性关系。

（3）培养并维持与其他护士、医务工作者间的关怀性关系。

（4）了解患者/其家庭的观点。

（5）开展自我关怀活动。

（6）将关怀性关系与具体的基于证据的护理干预相结合，使其对健康产生积极作用。

（7）通过科研不断提高医疗服务质量。

（8）将护理工作中的关怀性关系应用到社区中去。

（9）促进关怀知识在护理职业中的应用。

（10）采用开放、灵活的方法。

## 二、Anita Wikberg和Katie Eriksson的文化间关怀模式

### （一）模式背景

该模式在2008年由芬兰埃博学术大学关怀科学部Anita Wikberg和Katie Eriksson教授设计。其研究重点是跨文化护理领域中的关怀。当不同文化背景下的患者和护理人员因为护理活动相遇时，不是总能经历关爱，患者的期望也不是总能被满足。当遇到语言障碍、价值观和信仰差异、缺乏相关护理服务支持和资源时，护士也感到沮丧。世界越来越多元化，来自五湖四海的患者越来越多，然而，护理教育还没来得及邂逅来自其他文化的患者。发展模式的目的是促使人们从一个跨文化视角去理解关怀，并首次开发一个跨文化关怀理论的轮廓。该模式的理论视角主要来自Katie Eriksson的博爱关怀理论，还包括其他涉及关怀的跨文化理论家Campinha Bacote，Kim Godwin，Leininger和Ray的理论。Katie Eriksson的博爱关怀理论中指出关怀是关怀科学的本质，关怀的基本原因是痛苦的存在；关怀只能在遭受痛苦的时候出现；关怀的目的也是博爱的目的，也就是爱和宽容；关怀可以通过宽容、爱、信仰和希望减轻痛苦等来实现。

## （二）模式结构

关怀是一个复杂的整体，关怀分为3个部分：内关怀、外关怀和关怀的目的。内关怀指关怀是一种关系，关怀和文化被看作是不同的维度。外关怀指关怀受教育、管理、社会和其他机构的影响。关怀的目的是促使患者走向健康。

关怀和文化又被分为3个维度：作为本体论，作为一种现象，作为护理服务活动。关怀作为本体论涉及不具备文化独立性的一般原则和假设，例如，关怀出现在遭受痛苦时，关怀的动机是爱和同情，关怀存在于所有的文化中，关怀作为本体论意味着关怀是真实的或存在现实世界中。关怀作为一个现象是指所有的抽象形式，这种关怀可以被体验或具备象征意义，例如，舒适、信任、拥护、抚摸、真实的存在和尊重；在这个维度中，关怀被看作或感受为真实，这些不同形式的关怀现象在不同文化和环境中表现不一，尽管不同，但它们也具有一定的相似性。关怀作为护理服务活动，意味着交谈、倾听和协助患者摆体位和饮食；在这个维度中，关怀表示关怀感知的具体现实，有无数的护理服务活动，对于来自不同文化背景的患者而言，相反的活动可能都会被归类为关怀。

关怀的形成发生在护士和患者间，护士和患者之间的关怀关系既相互作用又不对称，患者家庭和社区都包含在这种关系中，他们影响着患者的关怀体验。患者的社会文化背景和文化适应性影响他（或她）们对护士关怀的感知，护士的文化背景和文化能力及组织也影响着关怀，假如护士能在同一时刻看到关怀的所有维度，那么就能减轻痛苦，促进健康。缺乏关怀会导致痛苦、冲突和不持续的护理服务。外关怀如管理、教育、经济可以通过支持或阻碍护理服务来影响关怀。所以关怀受文化，或者是文化间的影响，文化间关怀是一个复杂的整体，任何一个部分都不能被剔除，任何一个部分都可以反映整体。

# 第三章 护理管理理论

## 第一节 侧重于效率效益的管理理论

自管理学诞生以来，效率一直是管理学研究的核心问题。早期的管理理论主要关心生产效率问题，研究的重点是如何才能生产得更多，这实际上是当时管理思想的主流。

### 一、科学管理理论

#### （一）科学管理理论的主要内容

美国著名管理学家弗雷德里克·温斯洛·泰勒是西方古典管理理论的主要代表，科学管理理论的创始人。其理论的主要内容如下。

1.工时研究与作业条件标准化

泰勒重点展开以科学方法取代经验方法的研究，首先从工时研究入手来治理"磨洋工"。他按科学方法设定了工作定额，制定了科学的工艺流程，使设备、工艺、工具、材料、动作、程序、工作环境尽量标准化。

2.科学挑选工人，重视工人培训

标准化针对物，培训针对人。泰勒认为，要使工人能够发挥出其最大能力，必须对工人进行恰当的挑选，管理者的一个主要任务就是发现人才，使用人才，留住人才。要用经过科学分析设计出来的新的操作方法训练工人，直到工人形成按科学规律工作的习惯为止。对那些不适合从事工作的工人，应加以培训，使之适合工作需要，或把他们重新安排到其他适宜的工作岗位上去。

3.实行激励性差别工资制度

管理中的一个重要问题是合理的薪酬。如果高效率没有高工资，效率不可能持久。为此，泰勒设计出一种效率工资——差别计件工资制，以解决科学定额下的合理报酬问题。差别计件工资制改变了过去实行的计时工资制和日工资制，极大地提高了劳动积极性。

4.将计划职能与执行职能分开

泰勒以切削金属工艺为例进行了探讨，并针对管理职能提出了计划与执行分离原理。计划职能不能由生产者承担，必须由管理者承担，工人只负责执行。泰勒认为，用设立计划室的方法，把以脑力劳动为主的计划工作尽可能地从体力劳动中分离出来，毫无疑问会降低生产成本。

5.实行职能工长制

没有恰当的组织结构，再好的管理人员也难以发挥作用。所以，泰勒提出推行职能工长制。在实行科学管理以前，工厂里几乎都采取直线式组织方式，这种组织形式对于军队来说可能是恰当的，但对于大规模的工商企业来说，由于管理问题的复杂性，则并不适宜。

6.在管理上实行例外原则

例外原则是指高层管理人员把一般例行事务授权给下级管理人员处理，自己只保留对例外事项（重要事项）的决策权。实行这一管理原则，可以节省最高管理层的时间和精力，使他们能集中精力研究和解决重大问题，同时使下属部门有权处理日常工作，提高工作效能。

### （二）对科学管理理论的评析

1.科学管理理论的贡献

泰勒把19世纪在英、美两国产生、发展起来的东西加以综合而形成一整套科学管理思想，他使一系列无条理的首创事物和实验形成了一个科学的体系。

（1）科学管理的理论层面：泰勒把传统管理中的感性认识上升为理性，使管理成为一门可供研究和传授的科学，他将科学引进了管理领域，是管理理论上的创新，科学管理理论因此成为人类管理思想史上的一个里程碑。

（2）科学管理的技术层面：泰勒通过实践研究生产管理，把科学引入生产管理实践，用科学研究和科学方法代替纯粹的个人经验，改变了多年沿袭下来的传统落后的经验管理方法。由于采用了科学的管理方法和操作程序，生产效率得以大大提高。其创建的管理方法的可行性、有效性和针对性都十分突出。

（3）科学管理的组织层面：从泰勒开始，管理人员作为一个社会上的特殊阶层（即西方所说的经理阶级）逐步形成。泰勒设计的职能工长制，在组织原理上是一大突破。这种职能工长制模式，为后人的组织设计提供了一套基本理论，在组织原理发展史上具有重要意义。职能工长制和例外原则的结合，为以后的"直线职能式"组织模式提供了雏形。

（4）科学管理的观念层面：泰勒强调，管理人员必须实现观念上的转变，改变传统的管理观念，要认识到，管理者与工人之间的关系不是对立关系而是合作关系。当他们用友谊合作、互相帮助来代替敌对情绪时，通过共同努力，就能创造出比过去大得多的盈余。泰勒强调用合作取代对抗，即使到了今天，依然有一定的现实意义。科学管理的精髓，就表现在这种最大限度的合作上。

2.科学管理理论的局限性

科学管理理论是一定历史条件下的产物，有一定历史局限性，其基本假设（人是"经济人"）是片面的；所确定的作业标准反映了企业主追求利润的意图，为工人确定的工资率也是不公正的；把组织看成封闭的系统，仅仅依靠内部合理化，未考虑外部环境的影响；在管理方法上倾向于独裁式管理，强调服从，忽视人的主观能动性。另外，科学管理理论未能建立起和谐的劳资关系。正如列宁在《列宁全集》中评价所说的："资本主义在这方面的最新发明——泰勒制也同资本主义其他一切进步的东西一样，有着两面性，一方面是资产阶级剥削的最巧妙的残酷手段，另一方面是一系列最丰富的科学成就。"

时代在进步，社会在变化。科学管理强调高效率、大批量生产，在某种程度上已不能满足目前世界上渐露端倪的个性化、快速变化的需求，而且体力劳动者的比例在逐渐下降，知识工作者在慢慢增长。如何提高知识工作者的生产率将成为新世纪管理者的主题。尽管泰勒的科学管理理论存在局限性，但科学管理反映了当时的时代精神，为今后管理学的发展奠定了基础。

（三）科学管理理论对护理管理的启示

泰勒所追求的提高效率，是通过追求管理中各要素、各环节的优化来实现的，这一管理理论对护理管理也产生了深远的影响。例如，根据标准化原理，采用标准的护理技术操作步骤，各项操作均强调减少无效动作，以规范护士的操作技能，提高技能操作效率及质量；通过科学地挑选、培训护士，建立奖惩制度以提高护士的绩效；通过划分护士长和各岗位护士的工作职责，使各级各类人员职责明确，各司其职；护理系统控制有力，有序运行，大大节省了人力。

## 二、一般管理理论

### （一）一般管理理论的主要内容

继泰勒制之后形成的组织理论，研究的中心问题是组织结构和管理原则的合理化以及管理人员职责分工的合理化问题，其中影响最大的是与泰勒同时代的法国管理学家法约尔的一般管理理论，又称组织管理理论。法约尔一直从事企业领导工作，他把企业作为一个整体来研究，一生中出版了很多著作，1916年出版的《工业管理和一般管理》是其最主要的代表作，并标志着一般管理理论的形成。

1.管理职能

法约尔首次提出五大管理职能：计划、组织、指挥、协调、控制。法约尔认为管理就像一架机器，这5个职能是这架机器上的5个部件，只有这5个部件系统地运转，管理才会良好。如果一个部件出了问题，整个管理就会出故障。

2.一般管理原则14条

法约尔根据自己的实践，提出了一般管理的14项原则：劳动分工、权力与责任、纪律、统一指挥、统一指导、个人利益服从整体利益、合理报酬、等级制度、集权、秩序、公平、人员稳定、首创精神、团队精神。这些原则指导管理人员考虑如何解决具体问题。

3.法约尔跳板原理

在传统的企业组织管理中，各级组织应自上而下或自下而上逐级传达命令或回呈报告，但当企业规模庞大，级别过多时，则出现了拖延和滞后的弊端。为解决该问题，法约尔提出了著名的"法约尔跳板原理"——即平级的两部门之间可互相协调以解决问题，在协调后仍不能解决问题时，才各自向双方上级报告，由双方上级协调解决，以此类推。

## （二）对一般管理理论的评析

**1.一般管理理论的贡献**

法约尔提出的14项管理原则和5项管理职能，在现代管理思想中已作为普遍遵循的原则、一种公理性质的东西而存在。法约尔的一般管理理论被誉为管理史上的第二座丰碑，被后人称为"管理过程之父"。

（1）充实、完善和发展了管理的概念：一般管理理论着重于研究分析高层管理效率和一般管理原则，关注的焦点是整个组织。法约尔从企业经营活动中提炼出管理活动，第一次明确区分了"经营"和"管理"的概念；他首次对管理五大职能进行分析，为管理科学提供了一套科学的理论架构。法约尔跳板原理其实是对泰勒"例外原则"的补充，有助于组织成员迅速而有效地处理事务，而使最高管理者有较多时间考虑重大决策性问题。

（2）管理思想具有很强的系统性和理论性：在管理思想史上，法约尔可以说是对具有近代意义的管理原则阐述得较完备的学者。后人根据他建立的构架，建立了管理学并把它引入了课堂。时至今日，法约尔的管理思想和管理原则仍然可以作为各行各业管理实践的指南。

**2.一般管理理论的局限性**

该理论最大的局限是法约尔所倡导的管理原则划分太细，过于僵化，以至于实际运用时缺乏弹性，无法完全遵守。以"统一指挥原则"为例，法约尔认为，不论什么工作，一个下属只能接受一个上级的命令，并把这个原则当作一条定律。但这个原则在运用时可能发生矛盾。如某科室的护士，在行政组织上隶属于该科室管理，按照统一指挥原则，护理部就无法指挥该科室的护士。

## （三）一般管理理论对护理管理的启示

法约尔首创的管理基本原则，不仅在西方现代管理中产生了深远的影响，而且在加强护理管理方面提供了理论借鉴，主要体现在以下几点。

**1.有序性**

有序性是保证医院成功运作的关键。利用管理原则的有序性可以使人尽其才，物尽其用，最大限度地提高管理工作效率。根据"集中原则"和"等级链原则"确定每个护理管理者的管理权限，有利于对护理系统进行有序的分级管理；

根据"纪律原则"有利于执行各项制度，减少差错事故。

2.统一性

护理工作的有序性是以统一性为保障的。个人利益与整体利益统一的原则是一切组织顺利发展的前提；护理专业要有序发展应做到"统一指挥"和"统一领导"，如实行医院护理系统的垂直管理，病区护理管理的护士长负责制，使护士长得到相应的权力。

3.稳定性

人对某项工作的效率，必须以有较长时间从事该项工作的实践作为前提条件。现代护理管理中提倡人才流动，但并非人员的变动不定，人才相对稳定不仅符合法约尔提出的管理主要原则之一，也是辩证法的要求，只有护士的相对稳定，才能保持护理工作的连续性和有序性。

4.公平性

公平是激励的重要方法手段之一，护理管理者要鼓励护士全心全意地履行自己的职责，就应在不违背原则和整体利益的前提下，关注护士的感受，最大限度地满足护士的合理愿望。

## 三、绩效管理理论

### （一）绩效管理理论的主要内容

1.对绩效的界定

绩效从字面上可注解为业绩和效率的统称，是指管理活动主体行为的产出和结果，这种结果可能是好的，也可能不理想。《牛津现代高级英汉词典》对绩效"performance"的释义是"执行、履行、表现、成绩"；《现代汉语词典》中给出的注解为：成绩、成效。因此，一般所说的绩效是指管理系统中有价值、有意义的业绩。目前理论界对绩效概念的界定主要有三种观点：

（1）将绩效定义为结果：认为绩效就是完成任务与工作的结果。从医院管理者的角度看，绩效就是被管理者完成工作任务与工作结果的情况，如门诊量、手术例数、总床日数、收益等。

（2）将绩效定义为行为：认为绩效是工作表现与工作行为，如医疗护理文书书写质量、医疗缺陷、药品规范使用情况等。

（3）将绩效视为素质：认为优秀的绩效判断应当是不仅看工作的结果，而且还要看工作者的行为过程及其能力素质。如知识掌握程度、技能熟练程度等。在知识经济条件下，第三种观点开始流行，不再认为绩效是对过去的反映，而是强调员工潜能与绩效的关系，关注员工素质，关注未来发展。

绩效的三种观点阐述了绩效产生的过程。"素质绩效"（潜在绩效）是绩效产生的动力和源泉，护士只有在投入知识和技能的基础上才能具备产生与组织目标一致的行为；"行为绩效"是护士知识、技能和态度的表现，是显现的、可观察的；"结果绩效"是护士通过不同的方式，使用不同的方法将个人知识和技能转换为工作结果，从而实现提高组织和个人绩效的目的。

2.对绩效管理的理解

绩效管理是管理者与护士之间在目标与如何实现目标上所达成共识的过程，是促进护士进行改善，帮助护士成功达到目标取得优异业绩的管理方法。绩效管理的过程，既是对护士、管理者的检验过程，也是对医院战略、管理体制的检验过程。绩效管理贯穿整个管理系统，特别强调持续不断地改进，不仅强调工作结果，更重视达成目标的过程。

绩效管理与绩效考核之间存在很大差异，两者不可等同。现在许多单位实行的绩效考核，其实只是绩效管理中的一个环节。完整的绩效管理应当是一个循环流程，包括绩效目标制订、绩效辅导、绩效考核和绩效激励等内容。两者最大的不同在于，绩效考核是对过去绩效情况的回顾，而绩效管理则是向前看，侧重过程。

从控制论的角度分析，绩效管理是一个控制系统。这一控制系统首先表现为员工、部门、组织绩效因果链中前一环节对后一环节的控制。就护士绩效管理而言也是一个因果链控制系统。绩效管理首先有预期的结果——绩效管理的目的，要达到绩效管理的目的，就必须有绩效评估，进行绩效评估的前提是必须对绩效进行沟通，绩效沟通的基础是绩效评估指标体系。

3.绩效管理的工具

绩效管理的工具有很多，因院情不同，每家医院采用的绩效管理工具各有千秋。随着护理管理水平的不断提高，以前常用"德、能、勤、绩"考核护士的做法已逐渐退出了历史舞台。目前使用较多的绩效管理工具主要有目标管理、关键绩效指标、平衡计分卡等。

（1）关键业绩指标（key performance indicator，KPI）法：在医院绩效评估中，对所有的绩效指标进行量化并不现实，也没必要。管理学的"二八定律"表明，对事物起决定性作用的往往是少数关键因素；"木桶理论"告诉我们，少量的"瓶颈"因素对事物的结果起着关键作用。这就是KPI的理论基础。KPI通过对影响80%工作的20%关键行为进行量化设计，并将其变成可操作性的指标，从而提高绩效考核的效率。KPI是通过对组织内部某一流程的输入端、输出端的关键参数进行设置、取样、计算、分析，衡量流程绩效的一种目标式量化指标管理，是医院绩效管理系统的基础。"关键"两个字的含义即是指在某一阶段一个组织战略上要解决的主要问题。

确定关键绩效指标要根据SMART原则，即明确的（specific，S）、可测量的（measurable，M）、可实现的（attainable，A）、相关的（relevant，R）、有期限的（time bound，T）的原则。也就是绩效指标的制定必须是具体的（S），绩效考核要切中特定的工作指标，勿笼统；绩效指标必须是可衡量的（M），验证这些指标的数据或信息是可获得的；绩效指标必须是可实现的（A），避免设立过高或过低的目标；绩效指标必须是相关的（R），实实在在的，可以证明和观察的；绩效指标必须有明确的截止时限（T），注重完成绩效指标的特定期限。

在设计绩效指标时必须注意几个重点：①绩效指标设定不宜过多；②绩效指标分解，必须从医院战略目标层层分解到部门及岗位；③绩效指标权重，必须依照医院对于各部门侧重的工作重点不同而有所差异；④绩效指标定义，必须详细说明定义及目的；⑤绩效指标设定，必须依照工作层级、性质不同而有所区分；⑥绩效指标考核标准，必须详细说明分数计算方法及规则。

（2）平衡计分卡（balanced score card，BSC）法：BSC法既关注了绩效管理与企业战略之间的关系，又提出了一套具体的指标框架体系。其框架体系包括4个指标类别：①学习与成长；②内部管理流程；③客户价值；④财务。BSC揭示了这4个方面深层的内在联系，阐明了该体系的哲学含义。即学习与成长能解决医院长期发展生命力的问题，是提高医院内部素质与能力的基础；医院通过内部管理能力的提高为服务对象提供更大的价值；服务对象的满意为医院带来良好的财务效益。BSC保留了传统的衡量绩效的财务指标，同时兼顾了促成财务目标达成的其他因素；在支持组织追求业绩之余，也监督组织的行为应兼顾学习与成长的需要，并且透过一连串的互动因果关系，组织得以把产出和绩效驱动因素串联起来；以衡量指标及其量度作为语言，把组织的使命和策略转变为一套前后连贯的系统绩效评核量度，把复杂而笼统的概念转化为精确的目标。

平衡计分法中的"平衡"是指在以下四个方面间保持平衡：①长期与短期目标之间的平衡；②医院外部（服务对象）与医院内部（员工与内部流程）之间的平衡；③财务指标与非财务指标（如学习和成长）之间的平衡；④客观性测量和主观性测量之间的平衡。在有效实施管理的过程中很有必要平衡这些矛盾。

平衡计分卡的主要缺点是在学习、创新和成长方面，业绩指标有时前后矛盾，缺乏明确的分界线。由于BSC所具有的强有力的理论基础和便于操作的特点，其20世纪90年代被提出后，便迅速在美国，然后在发达国家中广泛应用。

## （二）对绩效管理理论的评析

### 1.绩效管理理论的贡献

绩效管理在现代医院管理中发挥着重要作用。现代医院已从过去单纯的医疗质量与规范的管理，发展为适应社会进步和科学发展的医院学科管理，医院管理者开始注重效率、效益、创新、改革问题，尤其注重探索能够充分调动部门与医护人员积极性、科学地评判工作差异及能力水平、合理分配劳动报酬的新机制和新方法。现代医院的绩效管理伴随着医院的成长而逐渐发展起来。

绩效管理的科学性、原则性适合于任何组织和个人。近年来已受到全球管理界的高度关注，其根本目的是不断促进员工发展和组织绩效改善，最终实现组织战略目标。世界银行经济学家曾指出：公立医院出现的效率低下、患者不满、资源浪费、人才流失等问题往往由公立医院的特性所引发，其特点是不能根据医院的绩效进行赏罚，缺乏改变医院行为的有效措施，结果造成了医院缺乏提升员工绩效的制度环境。2013年国家卫生和计划生育委员会公布的《三级综合医院评审标准实施细则》及2015年制订的《控制公立医院医疗费用不合理增长的若干意见》都明确提出了医院绩效评价的具体内容和要求，反映出卫生管理部门对这一问题的重视。

### 2.绩效管理理论的局限性

近年来，在绩效管理体系设计方面的理论体系发展迅速，也出现了许多新的工具，如KPI、BSC等，如果组织的管理基础非常薄弱，没有能力做好基础信息的统计，那么对于类似BSC这样对于组织内部基础信息要求较高的工具来说，就只是一种形式而已。

另外，在绩效指标的设计上，目前很大程度上体现的是绩效的"量"，而忽视了其"质"的一面；在设置指标的过程中，也存在着不能反映真实绩效的可能性。

### （三）绩效管理理论对护理管理的启示

绩效管理通过将劳动耗费与劳动成果进行比较，能最大限度地获取劳动收益。护理管理者运用绩效管理可以大大提高管理效能：①使护理管理者不必介入到所有正在进行的各种事务中，通过赋予护士必要的知识来帮助他们进行合理的自我决策，从而节省管理者的时间；②帮助护士找到缺陷和低效率的原因，从而减少事故和差错；③减少护士之间因职责不明而产生的误解；④减少出现当管理者需要信息而没有信息的局面。

概括起来，绩效管理是一种让护士有效率地完成工作的提前投资。通过绩效管理，护士知道管理者希望他们做什么，自己可以做什么样的决策，必须把工作干到什么样的程度，何时管理者必须介入等。由此，护理管理者可科学地安排时间去完成自己应该做的工作。

# 第二节　侧重于人性行为的管理理论

随着经济发展和科学进步，有着较高文化水平和技术水平的员工逐渐占据了主导地位，体力劳动也逐渐让位于脑力劳动，人的积极性对提高劳动生产率的影响和作用逐渐在生产实践中显示出来，这使得对人的管理思想、管理理论和管理方法的探索成为必要和必然。

梅奥的霍桑试验引发了大量学者去研究人的本性和需要、人的行为动机以及生产过程中的人际关系等问题。1949年在美国芝加哥大学举办的学术会议上，管理学家、心理学家对这门研究人的行为的一般性理论采用什么名称进行了讨论，决定采用"行为科学理论"这一名词，行为科学管理学派由此诞生。该理论学派主要包括了人际关系理论、需要层次理论、双因素理论、XY理论、Z理论。

# 一、人际关系理论

## （一）人际关系理论的主要内容

对管理中的人进行专门的、系统的研究，进而形成一种较为完整的管理理论——人际关系理论，始于20世纪20年代美国哈佛大学心理学家乔治·埃尔顿·梅奥等人所进行的著名的霍桑实验。

1.梅奥与霍桑实验

美国行为科学家梅奥是人际关系理论的创始人。20世纪20年代，他的研究团队在美国芝加哥西方电器公司霍桑工厂开展了长达8年的实验研究，即管理发展史上著名的霍桑实验。霍桑实验结束后，梅奥等人对实验结果进行了总结，并出版了《工业文明中的人类问题》《工业文明中的社会问题》等著作，其理论构成了人际关系学说。

2.人际关系理论的主要观点

霍桑实验的研究结果否定了传统管理理论对人的假设，提出了工人是"社会人"而不是"经济人"；企业中存在着非正式组织；工人不是被动的、孤立的个体，他们的行为不仅受工资的刺激，影响生产效率的最重要因素不是待遇和工作条件，而是工作中的人际关系。管理者不应只重视工作，还应把注意力放在关心人、满足人的社会需要上，为员工创造良好的人际关系和健康的舆论环境，培养与形成员工的归属感和整体感。从本质上说来，重视人的需要是尊重人、理解人、关心人、爱护人的体现。有效的领导能力在于提高工人的满意度。

## （二）对人际关系理论的评析

1.人际关系理论的贡献

人际关系理论第一次把管理研究的重点从"物"的因素转到"人"的因素上来，认为行为与情绪密切相关，彻底否定了"私利是推动人工作的全部动力"这一假设，重视最大限度地提高员工满意度。梅奥将社会学和心理学引入现代管理的研究领域，不仅在理论上对古典管理理论做了修正和补充，还开辟了管理研究的新理论，为现代行为科学的发展奠定了基础，对管理实践产生了深远的影响。

2.人际关系理论的局限性

该学说过于偏重社会心理关系，忽略了组织结构和技术因素；过度强调非正式组织的作用；强调感情的作用，认为职工的行动主要受感情和关系支配；过分否定经济报酬、工作条件、外部监督、作业标准对人类行为的影响。

### （三）人际关系理论对护理管理的启示

1.护理管理首要的是对人的管理

梅奥提出的重视人的观点，已发展为当下的"人本管理"。管理不仅是对物质生产力的管理，更重要的是对有思想感情的人的管理。人的价值是无法估量的，是理论系统中最宝贵的资源，护理管理者对满足护士心理需要、提高护士士气等要有正确的认识。

2.护理管理要重视团队合作

管理者在制订计划时要倾听护士的意见，做到民主参与决策，以求改善护理系统中上下级关系；护理管理者应该有意识地向护士灌输合作意识，以提高护士人际交往能力和团队合作能力。

3.护理管理要重视人的需要

在护理管理实践中要重视不断提升护士的能力，注重对护士的培训，关注护士的职业发展；管理手段主要以激励为主；另外，护理管理还应与具体的规章制度结合起来，才能实现护理管理的最优化。

## 二、需要层次理论

### （一）需要层次理论的主要内容

需要层次理论是研究人的需要结构的一种理论，是美国心理学家马斯洛首创的一种理论。他在《人的动机理论》一书中提出了需要层次论。

1.需要层次理论构成的基本假设

（1）人要生存，他的需要能够影响他的行为。只有未满足的需要能够影响行为，满足了的需要不能成为激励动机。

（2）人的需要按重要性和层次性排成一定的次序，从基本的（如食物和住房）到复杂的（如自我实现）。

（3）当人的某一级需要得到最低限度满足后，才会追求高一级的需要，如此逐级上升，成为推动继续努力的内在动力。

2.马斯洛提出需要的五个层次

（1）生理需要。

（2）安全需要。

（3）归属需要。

（4）尊重需要。

（5）自我实现需要。

除了广为人知的以上五种需要外，马斯洛还详细说明了认知和理解的欲望、审美需要在人身上的客观存在，但是他也说明，这些需要不能放在基本需要层次之中。

### （二）对需要层次理论的评析

1.需要层次理论的贡献

该理论系统地探讨了需要的结构、实质以及发生发展的规律。这对管理和教育等实践产生了重要影响，许多管理者就是依据这个理论，制定满足员工需要的措施，以调动员工的工作积极性。到目前为止，马斯洛的观点仍然是广泛传播的理论。

2.需要层次理论的局限性

对马斯洛的观点存在着许多争论。许多人从不同的角度批评马斯洛的观点或者提出自己的需要层次学说。比如，有学者认为马斯洛强调个体优先满足低级需要，忽视了高级需要对低级需要的调节作用。克雷顿·奥尔德弗于1969年在《人类需要新理论的经验测试》一文中修正了马斯洛的论点，认为人的需要不是分为5种而是分为3种。

（1）生存的需要，包括心理与安全的需要。

（2）相互关系和谐的需要，包括有意义的社会人际关系。

（3）成长的需要，包括人类潜能的发展、自尊和自我实现。

因此称作ERG理论，ERG理论认为，生存、关系、成长这三个层次需要中任何一个的缺少，不仅会促使人们去追求该层次的需求，也会促使人们转而追求高一层次的需要，还会使人进而更多地追求低一层次的需要。任何时候，人们追求需要的层次顺序并不那么严格，优势需要也不一定那么突出，因而激励措施可以多样化。

### （三）需要层次理论对护理管理的启示

马斯洛的需要层次理论在护理管理中的应用主要表现在：护理管理者要尽力满足护士的基本需求，并给护士以足够的尊重，同时注意为护士提供参加专业培训、进修以及开展科研课题研究的机会和条件，用未满的需要去激励护士，帮助护士自我实现。

## 三、双因素理论

### （一）双因素理论的主要内容

双因素理论又称激励保健理论。20世纪50年代末期，美国行为科学家弗雷德里克·赫茨伯格和他的助手们在美国匹兹堡地区对200多名工程师、会计师进行了调查访问。访问主要围绕两个问题：在工作中，哪些事项是让他们感到满意的，并估计这种积极情绪持续多长时间；哪些事项是让他们感到不满意的，并估计这种消极情绪持续多长时间。赫茨伯格以对这些问题的回答为材料，着手去研究哪些事情使人们在工作中快乐和满足，哪些事情造成其不愉快和不满足。结果他发现，使职工感到满意的都是属于工作本身或工作内容方面的；使职工感到不满的，都是属于工作环境或工作关系方面的。他把前者称为激励因素，后者称为保健因素，据此提出了双因素理论。

1.保健因素

包括本单位政策、管理措施、监督、人际关系、物质工作条件、工资、福利等。当这些因素恶化到人们认为可以接受的水平以下时，就会产生对工作的不满意。保健因素的满足对职工产生的效果类似于卫生保健对身体健康所起的作用，它只能从环境中消除有害于健康的事物，是预防性的，不是治疗性的。因此，当人们认为这些因素很好时，它只是消除了不满意，并不会导致积极的态度。

2.激励因素

指那些能带来积极态度、满意和激励作用的因素，即那些能满足个人自我实现需要的因素，包括成就、赏识、挑战性的工作、增加的工作责任，以及成长和发展的机会。如果这些因素具备了，就能对人们产生更大的激励。双因素理论促使管理人员注意工作内容方面的重要性，特别是它们同工作丰富化和工作满足的关系，因此是有积极意义的。

### （二）对双因素理论的评析

1.双因素理论的贡献

双因素理论不仅揭示了人的需要对于激励人的行为和活动的意义，而且区别了不同需要对于人的不同作用，满足各种需要所引起激励深度和效果是不一样的。

2.双因素理论的局限性

一些西方行为科学家对赫茨伯格的双因素理论的正确性表示怀疑。有人做了许多试验，也未能证实这个理论。有的行为科学家批评赫茨伯格及其同事所做的试验，认为人们总是把好的结果归结于自己的努力而把不好的结果归罪于客观条件或他人身上，调查时没有考虑这种一般的心理状态。另外，被调查对象的代表性也不够，不同职业和不同阶层的人，对激励因素和保健因素的反应是各不相同的。实践还证明，高度的工作满足不一定就产生高度的激励。许多行为科学家认为，双因素以满意和不满意作为判断员工是否具有积极主动性的标准具有主观性；不论是有关工作环境的因素或工作内容的因素，都可能产生激励作用。

### （三）双因素理论对护理管理的启示

双因素理论认为，满足各种需要所引起的激励深度和效果是不一样的。物质需求的满足是必要的，没有它会导致不满，但是，即使获得满足，它的作用往往是很有限的、不能持久的。要调动护士的积极性，不仅要注意物质利益和工作条件等外部因素，更重要的是要注意工作的安排，量才录用，各得其所，注意对护士进行精神鼓励，给予表扬和认可，注意给人以成长、发展、晋升的机会。随着人们温饱问题的解决，这种内在激励的重要性越来越明显。

## 四、XY理论

### （一）XY理论的主要内容

美国著名的行为科学家道格拉斯·麦格雷戈在安第奥克学院任院长期间（1948—1954年），对当时流行的传统的管理观点和对人性的看法提出了疑问。其后，他把管理学中基于对人性的不同看法而形成的两种理论分别称为X理论和Y理论，在1957年11月的美国《管理评论》杂志上发表了《企业的人性方面》一文，提出了著名的"XY理论"。

X理论的特征认为：多数人是懒惰的，他们尽可能地逃避工作；多数人都没有什么雄心壮志，也不喜欢负什么责任，而宁可让别人领导；多数人的个人目标与组织目标是矛盾的，为了达到组织目标必须靠外力严加管制；多数人干工作是为了满足基本的生理需要和安全需要；多数人都是缺乏理智的。因此，应采用"胡萝卜加大棒"的管理方式，一方面靠金钱的收买与刺激，一方面严密地控制、监督和惩罚迫使其为组织目标努力。麦格雷戈发现当时企业中对人的管理以及传统的组织结构、管理政策、实践和规划都是以X理论为依据的。

Y理论的特征认为：一般人都是勤奋的；外来的控制和惩罚并不是促使人们为实现组织目标而努力的唯一方法；一般人在适当条件下，不仅学会了接受职责，而且会寻求责任。多数人在解决组织的困难问题时，都能发挥较高的聪明才智和创造性；在现代工业生活的条件下，一般人的智慧潜能只是部分得到发挥。根据以上假设，相应的Y理论管理措施为创造一个使人得以发挥才能的工作环境，发挥出职工的潜力。

从表面上看，Y理论和X理论是相互对立的，但实际上它们是同一个问题的两个侧面，而不是互不兼容的必选其一的对立关系，一味地强调一个方面显然是片面的。

### （二）对XY理论的评析

1.XY理论的贡献

XY理论阐述了人性假设与管理理论的内在关系，动态地分析了人性假设的变化对管理理论的影响，提出了"管理理论都是以人性假设为前提的"重要观点，即人性假设是管理理论的哲学基础。"XY理论"提出的管理活动中要充分调动人的积极性、主动性和创造性，实现个人目标与组织目标一体化等思想，对现代管理理论的发展具有重要的借鉴意义。

2.XY理论的局限性

有些行为科学家批评了XY理论的缺陷。他们指出，X理论的假设是静止地看人，现在已经过时了，且特别不适于对那些需要高风险、高技术，特别是高创造性的职业；Y理论对人性的假设有其积极的一面，但是，虽然不能说所有的人天生就是懒惰而不愿负责任的，但在现实生活中有些人确实如此，而且很难改变，不可能因为实行了Y理论措施大家就都有积极性了。对于这些人，应用Y理论进行管理难免会失败，加强监控是必要的。而且，要实现人的智慧潜能，就必须有合适的工作环境，但这种合适的工作环境并不是经常有的，要创造出这样一种环境成本往往很高。所以，Y理论也并不是普遍适用的。

### （三）XY理论对护理管理的启示

XY理论并不是管理策略，只是两种不同的有关人性的假设。无疑，每一种假设都会影响护理管理者履行自己的管理职能和管理活动时的做法。X理论强调客观因素，认为只有管得严才能出效益，护理管理人员必须对下属控制、强制；而Y理论强调主观因素，认为引导和统一目标是管理的正确对策。可以说，X理论和Y理论是统一价值杠杆上的两个不同终端，在这个价值杠杆上，左端是X理论式管理，右端是Y理论式管理。管理的标尺应根据护士素质、医院管理基础和工作特点等条件灵活地进行滑动。在护士队伍素质偏低、医院管理基础较薄弱的医院，管理标点应该滑向左端，反之应向右端滑动。优秀的护理管理者应该根据医院的实际情况和护士的特点，善于运用这个杠杆，讲究管理艺术。

## 五、Z理论

20世纪80年代初，日本经济持续多年高速增长引起了全世界瞩目。为了应对日本企业的挑战，美国企业界开始研究日本企业的管理方式。日裔美国管理学家威廉·大内从1973年开始专门研究日本企业管理，比较日美两国管理的经验，他把日本企业的管理方式归结为Z理论型管理方式，在1981年出版了《Z理论》一书。

（一）Z理论的主要内容

1.建立"Z型组织"

大内把由领导者个人决策、员工短期雇佣、处于被动服从地位的企业称为A型组织。大内认为：任何组织都应对内部结构进行变革，使之既能满足新的竞争性需要，又能满足员工自我利益的需要。Z型组织就接近这种理想的组织形式。Z型组织的特点：

（1）实行长期或终身雇佣制度：即使经营不佳一般也不解雇员工，而采取其他方法渡过难关，对员工的职业保证使员工有归属感、安全感、认同感和责任心，更加积极地关心企业利益，与企业共荣辱、同甘苦、共命运；员工相互平等。

（2）畅通的管理体制：员工参与决策，及时反馈信息；基层管理者享有充分的权利；中层管理者起到承上启下的作用。

（3）决策可能是集体作出的，但是最终要由一个人对这个决定负责。

（4）管理过程既要运用统计报表、数字信息等明晰的控制手段，又注重对人的经验和潜能进行启发诱导。对员工实行长期考核和逐步提升制度。

（5）关心员工的福利：创造人性化的工作条件和环境；关心职工福利，设法让职工们心情舒畅，形成上下级关系融洽、亲密无间的局面。

（6）非专业化职业发展：注意多方面培养员工的实际能力，培养适应各种工作环境的多专多能人才。

（7）重视员工的考核：全面评定职工各方面的表现，并长期执行，作为缓慢晋级的依据。

2.强调管理中的人文特性

Z理论认为人的行为不仅仅是个体行为，而且是整体行为。组织不仅需要考虑技术和利润等硬性指标，而且还应考虑软性因素，如信任、人与人之间的密切关系等，一切企业的成功都离不开信任、敏感与亲密，因此主张以坦白、开放、沟通作为基本原则来实行"民主管理"。

（1）信任：管理者要对员工表示信任，信任可以激励员工以真诚的态度对待企业、对待同事，为企业忠心耿耿地工作；可以使企业内的部门作出牺牲以顾全企业整体的利益，关心企业劳动生产率的提高。

（2）敏感性：企业应了解员工的不同个性，以便根据各自的个性和特长组成最佳搭档或团队，提高劳动率。

（3）亲密性：即强调个人感情的作用，提倡在员工之间应建立一种亲密和谐的伙伴关系，为了企业的目标而共同努力。

## （二）对Z理论的评析

### 1.Z理论的贡献

《Z理论》一书在出版后几乎立即风行美国，并且很快传播到全球管理学界，成为20世纪80年代研究管理问题的名著之一。

（1）Z理论是对X理论和Y理论的补充和完善：X理论和Y理论体现了西方的管理原则，Z理论则将东方国度中的人文感情因素糅进了管理理论，是东西方文化和管理哲学的碰撞与融合。

（2）Z理论开启了企业文化理论研究的先河：它不仅对美国企业文化的发展有着重要的指导作用，为美国企业管理寻找到了新的突破点，也对其他国家企业的文化发展起到重要的指导作用，进而使企业生产率得以提高。

### 2.Z理论的局限性

Z理论忽略了各国社会文化的差异；对美国企业的概括是否准确值得推敲。在书中，大内对美国企业的描述远没有对日本企业的描述细致，却断言"在所有重要方面，美国模式与日本模式都是截然相反的"；一些核心内容如缓慢的升职评估、终身雇佣制、非专门化的职业发展模式逐渐被现代企业管理所抛弃；另外，从A型组织转变到Z型组织风险也很大。Z理论不是对组织中人性的假设，也没有对组织结构进行研究，可以说它是对未来理想高效组织的一种预测或者期待。

## （三）Z理论对护理管理的启示

Z理论为以人为本的思想提供了具体的管理模式，以人为本的员工管理模式的关键在于员工的参与。护理管理者应综合考虑人性的多面性，以便作出正确决策。在管理中要根据组织的实际状况灵活掌握制度与人性、管制与自觉之间的关系，做到既尊重下属，引导他们自觉工作，又要制定科学严谨的管理制度，对下属进行一定的纪律约束，制度+人性、物质+精神、惩罚+激励综合运用，因地制宜地实施最符合组织利益和护士利益的管理方法。这样才能真正做到因人而异，在用人上游刃有余。

# 第三节　侧重于整体决策的管理理论

在管理工作中，做正确的事比仅仅把事情做对重要得多，只有在决策正确的情况下，提高效率才有意义，反之效率越高可能失败得越惨。而要做正确的事，重要的是做好决策，从全局出发，制订正确的计划。

## 一、系统管理理论

### （一）系统管理理论的主要内容

系统管理理论，即把一般系统理论应用到组织管理之中，运用系统研究的方法，兼收并蓄，融合各学派的优点，建立通用的模式，以寻求普遍适用的模式和原则；是运用一般系统论和控制论的理论和方法，考察组织结构和管理职能，以系统解决管理问题的理论体系。

1.系统管理理论的要点

该理论主要应用系统理论的原理，全面分析和研究组织的管理活动和管理过程，重视对组织结构和模式的分析，并建立起系统模型以便于分析。该理论特别强调开放性、整体性和层次性观念。

（1）组织是一个开放系统：任何组织（包括医院）都是社会这个大系统中的一个子系统，它受到周围环境（顾客、竞争者、供货者、政府等）的影响，也同时影响环境。它只有在与环境的相互影响中才能达到动态平衡。

（2）组织是由各种子系统组成的整体：医院和其他组织一样，是一个由许多子系统组成的、开放的社会技术系统。在医院内部又包含着若干子系统，这些子系统之间既相互独立，又相互作用，不可分割，从而构成一个整体。这些子系统还可以继续分为更小的子系统。

（3）管理必须坚持系统的观点：组织是由人、财、物及其他资源在一定的目标下组成的一体化系统，它的成长和发展同时受到这些组成要素的影响。因此要用系统观点来考察组织及其管理活动。这些观点主要有：①整个系统是主要的，而其各个部分是次要的；②整个系统中的某一部分变化势必会影响到其他部分；③一切都应以整体作为前提条件，进而符合局部服从整体的基本原则要求。

2.系统管理的特点

系统管理有4个特点：一是以目标为中心，始终强调系统的客观成就和客观效果；二是以整个系统为中心，决策时强调整个系统的最优化而不是子系统的最优化；三是以责任为中心，分配给每个管理人员一定的任务，而且要能衡量其投入和产出；四是以人为中心，每个员工都被安排做具有挑战性的工作，并根据其业绩支付报酬。

## （二）对系统管理理论的评析

1.系统管理理论的贡献

运用系统观点来考察管理的基本职能，可以提高组织的整体效率，使管理人员避免只重视某些与自己有关的特殊职能而忽视了组织整体目标以及自己在组织中的地位与作用。系统管理理论向社会提出了整体优化、合理组合、规划库存等管理新概念和新方法；系统管理理论中的许多内容，很好地促进了自动化、控制论、管理信息系统、权变理论等的发展。

2.系统管理理论的局限性

与其他管理理论相比较，系统理论在解决具体的管理问题上显得不足。西方学者认为，系统管理学派难以满足各方面对它的期望：系统管理理论作为一种宏观理论，未能提出具体的管理行为和明晰的管理职能，只是笼统地提出一些原理和观点，对那些希望获得具体行动指南的管理者来说，它太抽象，不够成熟，难以付诸实践；对那些希望从事分析和研究的学者而言，它又太宏观、太复杂，可变因素太多，不便进行研究。尽管如此，仍然有相当多的人在研究系统理论的应用。

## （三）系统管理理论对护理管理的启示

护理管理工作是整个医疗系统管理的一个组成部分，是一项复杂的系统工程，系统管理理论在护理管理中的作用主要在于以下方面。

1.确立系统整体观，保证管理有序

要对护理实行科学有效的管理，就必须讲究整体效益。主要体现在充分利用各种人才、学科、设备、环境、信息等资源的投入，求得各种资源的最佳组合，以产生巨大的综合效应。

2.明确系统目的性，实行目标管理

护理管理要有一个整体长期、中期和近期的功能目标，即总目标以及为总目标的实现而必须达到的按系统结构排序的目标体系。

3.运用系统层次性，实现层次管理

系统管理是有层次的，管理中出现的任何层次上的混乱，必将损害整个系统的管理效能。因此，护理管理不可越级管理、越级指挥；除考虑本系统内部各层次结构的关联外，还需注意系统本身和外部环境的关联性。

4.讲究系统效益，提高管理效能

护理管理活动的根本目的在于最大限度地提高护理系统对社会的贡献。因此，要努力提高用人效率，充分发挥财力、物力效用。

5.把握系统动态性，实行动态管理

护理管理应该是开放的，时刻都应与外界环境进行能量、信息的交换，及时完善护理系统的运转状态，充分发挥信息的功能和作用，让信息在发展现代护理管理的过程中转化为速度、效率和财富。

6.应用系统反馈，实行有效管理

要使护理系统具有自我调节的能力，关键在于建立准确、有效、快速的反馈系统。要善于捕捉及时反馈，实行决策、执行、反馈、再决策、再执行、再反馈，如此循环反复，使护理管理工作不断进步和完善。

## 二、决策理论

### （一）决策理论的主要内容

决策理论是在社会系统学派的基础上发展起来的，管理学家把第二次世界大战以后发展起来的系统理论、运筹学、计算机科学等综合运用于管理决策问题，形成了一门有关决策过程、准则、类型及方法的较完整的理论体系。该学派的主要代表人物是美国管理学家和社会科学家赫伯特·西蒙。

西蒙借助于心理学的研究成果，对决策过程进行了科学的分析，概括出决策过程理论。其理论要点如下。

1.管理就是决策

决策贯穿于管理的全过程。这一观点切中了管理的要害。因为决策是任何组织做任何事情的第一步，即先要决定做什么，然后才是怎么做的问题。决策也是组织最费神、最具风险性的核心管理工作。

2.决策过程

决策过程包括4个阶段：

（1）搜集情况阶段：即搜集组织所处环境中有关经济、技术、社会各方面的信息以及组织内部的有关情况。

（2）拟定计划阶段：即在确定目标的基础上，依据所搜集到的信息，编制可能采取的行动方案。

（3）选定计划阶段：即从可供选用的方案中选定一个行动方案。

（4）评价计划阶段：即在决策执行过程中，对过去所做的抉择进行评价。

这4个阶段中的每一个阶段本身都是一个复杂的决策过程。

3.决策标准

在决策标准上，用"令人满意"的准则代替"最优化"准则。以往的管理学家往往把人看成是以"绝对的理性"为指导，按最优化准则行动的理性人。西蒙认为事实上这是做不到的，应该用"管理人"假设代替"理性人"假设。这种"管理人"采用"令人满意"的决策准则，从而可以作出令人满意的决策。

4.决策分类

一个组织的决策，根据其活动是否反复出现可分为程序化决策和非程序决策。此外，根据决策条件，决策还可以分为确定型决策、风险型决策和非确定型决策等，每一种决策所采用的方法和技术都是不同的。

5.决策与权力

一个组织中集权和分权的问题是和决策过程联系在一起的，有关整个组织的决策必须是集权的，而由于组织内决策过程本身的性质及个人认识能力的有限，分权也是必须进行的。

### （二）对决策理论的评析

1.决策理论的贡献

在西蒙以前，古典经济学理论的基本命题是完全理性与最优化原则。西蒙的决策理论，纠正了此前理性选择设计的完美性偏差，从而拉近了理性选择预设条件与现实生活理性局限之间的距离，使理论更加适用。决策理论的结构向管理者提供了一种分析、解决问题的系统方法，使决策目标从追求最优转到追求满意；使管理科学的研究由静态转向动态；使管理科学的研究由单学科转向多学科；使决策由最高领导层决策向层次决策转化。

2.决策理论的局限性

西蒙只是作为一位管理学者看待决策的有限理性，没有深入考虑诸多因素在决策尤其是公共决策中的重要程度；未能全面反映管理活动的规律性；缺乏对一般管理关系和环节的分析；未同企业的经营活动紧密结合起来。从系统化的观点来看，决策只是管理系统中的一个子系统，而不是管理本身。

### （三）决策理论对护理管理的启示

决策理论是护理管理理论的重要组成部分，从医院的实际情况看，无论经费物资的分配与使用、护理质量标准的制定与贯彻、护士的选拔与编配、护理科研项目的计划与实施，都要求护理管理人员适时作出科学正确的决策。护理管理中出现的许多问题，都不是因为技术问题，而是因为决策问题。因此，根据西蒙的"管理就是决策"的理论，护理管理者应该：①建立决策的指导原则；②建立专门的决策机构；③建立决策的民主化机制；④严格遵循决策程序。

## 三、权变理论

### （一）权变理论的主要内容

权变理论是以具体情况及具体对策的应变思想为基础而形成的一种管理理论，该理论认为成功管理的关键在于对组织内外状况的充分了解和制定有效的应变策略。这一理论的核心是力图研究组织的各子系统内部和各子系统之间的相互联系，以及组织和它所处的环境之间的联系，并确定各种变数的联系类型和结构类型。它强调在管理中要根据组织所处的内外部条件随机应变，针对不同的具体条件寻求不同的最合适的管理模式、方案或方法。权变理论的要点如下。

1.把环境对管理的作用具体化

权变理论认为，在管理中要根据组织所处的内外条件随机应变，没有什么是一成不变、普遍适用的、最好的管理理论和方法。过去的管理理论由于没有把管理和环境妥善联系起来，其管理观念和技术在理论与实践上相脱节，所以不能使管理有效地进行。而权变论就是把环境对管理的作用具体化，并使管理理论与管理实践紧密联系起来。

2.环境是自变量，而管理的观念和技术是因变量

在决策时要考虑有关环境的变数同相应的管理观念和技术之间的关系，使采用的管理观念和技术能有效地达到目标。如果在经济衰退时期，医院在供过于求的状况下经营，采用集权的组织结构，就更适于达到组织目标；如果在经济繁荣时期，在供不应求的市场中经营，那么采用分权的组织结构可能更好。

3.环境变量与管理变量之间的函数关系就是权变关系

这是权变管理理论的核心内容。环境可分为外部环境和内部环境。外部环境又可以分为两种：一种是由社会、技术、经济和法律等所组成的宏观环境；另一种是由供应者、顾客、竞争者、雇员、股东等组成的微观环境。内部环境基本上是正式组织系统，它的各个变量与外部环境各变量之间是相互关联的。

（二）对权变理论的评析

1.权变理论的贡献

（1）权变理论最大的特点是强调根据不同的具体条件，采取相应的组织结构、领导方式、管理机制。这一理论批判地总结和继承了以往管理理论的遗产，以新的管理思维方式把它们统一于管理理论之中。

（2）权变理论为人们决策各种管理问题提供了一种十分有用的方法，使管理者把精力转移到对现实情况的研究上来，并根据具体情况具体分析，提出相应的管理对策，从而使其管理活动更加符合实际情况，更加有效。

（3）权变学派首先提出管理的动态性，对"万能主义"提出了挑战，使人们对管理的动态性有了新的认识，意识到管理的职能并不是一成不变的。

（4）增强了管理理论指导管理实践的有效性，在管理理论与管理实践之间架起了桥梁。

2.权变理论的局限性

权变理论没有统一的概念和标准。虽然权变学派的管理学者采取案例研究的方法，通过对大量案例的分析，从中概括出若干基本类型，试图为各种类型确认一种理想的管理模式，但却始终没有提出统一的概念和标准。每个管理学者都根据自己的标准来确定自己的理想模式，未能形成普遍的管理职能。权变理论忽视了人这一决定性因素，未能把人作为领导基础中的能动变数，从而制约了理论的发展与创新。权变理论使实际从事管理的人员感到缺乏解决管理问题的能力，初学者也无法适从。

（三）权变理论对护理管理的启示

护理环境具有复杂性、多样性、多变性等特点，需要护理管理者运用权变理论去应对。任何领导方式的有效性，都应与环境条件相适应。护理工作中环境是一个自变数，环境变数内容包括外部环境和内部环境。护理管理变数是一种因变数，要根据环境的改变及时调整管理方式，以达到最佳管理。护理管理中的权变管理不是凭护理管理者的主观感觉对护理所处的环境进行判断，而是要通过大量细致的调查研究和全面科学的深入分析，来探究最适合的护理管理方法，要在复杂多变的环境中注重管理创新和弹性管理。

# 第四节　侧重于内涵建设的管理理论

在经济全球化和知识经济条件下，组织（医院）要生存，就必须突破传统的思维定式，打破常规的管理方法，加强组织的内涵建设。在内涵建设中，提升组织的创新力，以及针对人性的特点展开文化管理与知识管理势在必行。这不仅是一场管理哲学的革命，更是一场新的管理思想指导下的实践运动，把管理的重点转向了"软性"管理。

## 一、创新理论

### （一）创新理论的主要内容

1.创新的含义

组织增强竞争力、避免失败的唯一途径就是：坚持不断创新。1912年，经济学家约瑟夫·阿洛伊斯·熊彼特用德文出版了他的早期代表作《经济发展理论》，成为系统阐述创新概念的第一人。在该书中他开创性地论述了以技术创新为基础的经济创新理论，提出了"创新思想"，并指出创新是经济发展的根本现象。熊彼特所说的"创新"和"新组合"包括以下五种情况。

（1）产品创新：采用一种新的产品，也就是消费者还不熟悉的产品或产品的一种新特性。对于医院来说，就是为了更好满足顾客需求而推出具有新功能、新结构、新外观的服务。以医院为例，除治疗患者外，开展预防保健、健康教育和疾病防疫属于功能创新；成立面向社区、家庭的"护理延续服务中心"属于结构创新；将一张张简单的体检单制成如生日贺卡般精美的"体检卡"属于外观创新。

（2）技术创新：采用一种新的技术，以达到保证产品质量（或服务质量）、降低成本或实现工作的安全、省力。它包括操作方法的革新、设备器材的革新和技术路线的革新。以护理操作为例，采用双腔气囊肛管替代普通肛管给人工肛门的患者灌肠，属于设备器材的革新；用"饮水插胃管法"替代传统的插胃管方法属于操作方法的革新。

（3）市场创新：开辟一个新的市场，这是变潜在市场为现实市场的新方法、新手段。市场创新不同于产品创新和技术创新，它并不改变产品或医疗服务的性能或成本，而是开发潜在需求，使医疗服务或商品的价值得以实现。例如，家庭中老弱病残的照顾，过去多是家庭成员自己完成的，未形成护理市场，现在一些医疗机构开设"家庭护理中心"，将家庭护理纳入护理市场。再比如，通过健康保健知识的宣传普及，刺激民众健康体检欲望，拓展体检市场空间。

（4）组织创新：创建一个新的组织，造成一种垄断地位，或打破一种垄断地位。这是设计和应用新的更有效率的体制。组织创新按其影响系统的范围，可分为技术结构创新和社会结构创新。技术结构创新是调整人们的分工、协作方式以获得更高效率，如福特在20世纪20年代首创流水线生产方式，大大提高了生产率；社会结构的创新是调整人们的责、权关系，以提高组织效能，如美国通用汽车公司20世纪20年代采用事业部制，解决了统一领导与分散经营的矛盾等。

（5）资源配置创新：获得原料的新供给，在全部科技活动中优化不同主体、不同学科领域、不同阶段、不同时空的分配与组合。

熊彼特指出"创新"与"发明""试验"是不同的。发明和试验都是科技行为，是一种知识生产活动。而创新则是经济行为，是为了获得更高的经济和社会效果，是创造并执行一种新方案的过程和行为。

2.创新理论的基本观点

主要有以下几个观点。

（1）创新是生产过程中内生的。

（2）创新是一种"革命性"变化。

（3）创新同时意味着毁灭，在竞争性的经济生活中，新组织意味着对旧组织通过竞争而加以消灭，尽管消灭的方式不同。

（4）创新必须能够创造出新的价值。

（5）创新是经济发展的本质规律。

3.阻碍创新的因素

在现实当中阻碍创新的因素如下。

（1）信息不充分：在信息不充分的条件下许多事情处于不可知状态。

（2）人的惰性：作为一种新的事情，在客观上比做已经熟悉的事情更加困难。

（3）社会环境的反作用：这种反作用首先在法律上存在障碍而表现出来，其次在受到创新威胁的各个集团中表现出来，再次在难以找到必要的合作上表现出来，最后在难以赢得消费者上表现出来。

4.成功创新的决定因素

熊彼特认为创新首先要进行观念更新。这是因为"一切知识和习惯一旦获得以后，就牢固地植根于我们之中，它通常通过遗传、教育、培养和环境压力，几乎是没有摩擦地传递下去"。其次，创新者必须具备一定的能力。这些能力包括：①预测能力：能抓住眼前机会，挖掘市场中存在的潜在利润；②组织能力：创新者的组织能力是指善于动员和组织社会资源进行并实现生产要素新组合；③说服能力：应善于说服人们，并能取得信任，实现创新。

## （二）对创新理论的评析

### 1.创新理论的贡献

创新理论是技术与经济相结合的理论。18世纪末以来，西方主要资本主义国家以及世界的经济发展史，在一定程度上说明了熊彼特经济创新理论的深刻性。熊彼特及其追随者开创的创新理论，以"创新"为基础，揭示了现代经济的一般特征及其发展的社会推动力，这一理论的分析体系和研究方法，对当前处于不同体制框架和不同发展阶段中的所有国家，都具有重大的理论、政策启迪意义和深远的历史性影响。

### 2.创新理论的局限性

创新理论并非十分完善。例如，熊彼特把创新局限在生产过程中的新变化，突出了新技术的商业应用。在分析中，他抽掉了资本主义的生产关系，掩盖了资本家对工人的剥削实质。这种"创新"仅是经济学意义上的"创新"，虽然它包含着科学技术是经济发展的主要动力的意思。熊彼特的创新理论中不完善的地方，被后来技术创新和制度创新理论所补充发展。

## （三）创新理论对护理管理的启示

### 1.创新是护理专业发展的必需

如今，创新依然是一个历久弥新的话题，护理组织也应视"创新"为灵魂，不断"创新"为护理事业注入新的活力。新时期医院护理工作的内外环境已发生了巨大的变化，医疗制度的改革、编制体制的调整、医疗市场日趋激烈的竞争对医院的发展提出了严峻的挑战。医院要在竞争中求生存，在生存中求发展，就要求医院护理管理的模式必须与之相适应。

### 2.护理创新的基本类型

为使护士勇于创新、善于创新，首先要更新理念。护理创新不是"大师们"的专利，护士可开展各类创新，包括：

（1）自主创新。是指护理组织通过自身的努力和探索产生技术或方法上的突破，并在此基础上依靠自身的能力系统推进创新的后续环节，从而实现创新成果的社会效益和经济效益。在自主创新过程中开发出来的技术成果，通常具有独特性和专有性。实现自主创新对所有的护理组织来说，都必须具有知识支持、能力支持和制度支持的内生性。

（2）模仿创新。是指护士通过学习和模仿率先创新者的创新思路和创新行为，吸取率先者的成功经验和失败教训，引进、购买、破译、试验率先者的核心技术或方法，并在此基础上加以改进和进一步开发的一种创新活动类型。模仿创新在护理实践中是一种十分普遍的创新行为，也是当前护理创新的主要模式。模仿创新实际是一种基于学习基础的渐进性创新过程。在模仿创新中，护士也并非照学照抄领先者的技术，而是按照自己的情况有计划地针对领先者的疏漏或缺陷进行技术研发和方法改进。模仿创新通常将其有限创新资源集中投入在创新链的中下游环节，既避免了创新风险，又容易获得满意的创新效率。

（3）合作创新。是指护理组织之间或护理组织与教学科研院所之间的联合创新行为。合作创新通常以参与合作各方的共同利益为基础，以资源共享和优势互补为前提，具有明确的合作目标、合作期限和合作规则。合作各方在合作创新过程中共同投入、共同参与、共享成果、共担风险。

## 二、文化管理理论

### （一）文化管理理论的主要内容

在现代经济活动中，文化越来越凸显出内在的、无形的支配作用。义化与管理共生共荣，管理因文化而异，管理因文化而立。文化管理就是从文化的高度来管理组织，以文化为基础，建立组织文化，强调人的能动作用、团队精神和情感管理，用一整套集体共享的价值观和行为准则来规范组织成员的行为，管理的重点在于人的思想和观念。

1.精神文化建设

任何一个国家、民族、团体以及个体都需要一种精神力量作为前进的动力。精神文化是组织在长期的生产活动和实践中逐步形成的共同价值取向，它渗透在组织的基本信念、共同理想、奋斗目标、价值观念、竞争意识、道德规范和行为准则等方面，反映在全体员工的精神风貌中，在整个文化体系中起着支配的地位，对组织建设起着强大的推动作用，如大庆的"铁人"精神、海尔的"真诚到永远"都反映了他们的企业精神。在当前形势下，精神文化建设应强化爱岗敬业精神、改革创新精神、艰苦奋斗精神，努力培养组织成员以人为本的观念、发展观念、效益观念等现代意识。

### 2.制度文化建设

组织的信念、价值观会具体化为组织的管理制度和服务风格。制度既是保证组织目标实现的强有力措施和手段，又是能凝聚和激发员工积极性和自觉性的行为规范。制度文化的特点是以技术"软件"（技术规范、岗位责任）、精神"软件"（管理制度、行为准则）而存在。在制度文化建设中，要发动员工充分讨论，定出基本内容，然后逐步落实。员工参与民主管理的程度越高，越有利于制度文化的建设。

### 3.行为文化建设

在规范的制定和制度的运行中，就会形成一定的行为文化。例如，在医院管理行为中，就会产生医院的社会责任、医院对患者的责任、对内部成员的责任等问题。所以，行为文化是员工在工作、学习、娱乐中产生的活动文化，是企业精神、企业价值观的折射，也是组织精神面貌、人际关系的动态表现。承担这些责任就必须有一定的行为规范加以保证，它直接影响着组织活动的成效。

### 4.形象文化建设

组织形象是组织在社会中所处的地位和声誉。它包括组织的整体形象、领导形象、员工形象等。在文化管理中，要不断完善组织的视觉识别要素，包括医院的标识、院徽、院训、院歌、旗帜、广告语、信笺、各类人员的服装、印刷品统一模式等。这些都是表现企业文化的标志，也是与其他企业（医院）有明显区别的精心设计，是不可以与其他组织雷同的。

## （二）对文化管理理论的评析

### 1.文化管理理论的贡献

文化管理理论更深层次地揭示了人们的价值观念、道德规范和团队精神等在管理过程中的地位与作用。这标志着人本管理理论进入了立意更高、角度更新、内容更丰富的新阶段。

文化管理理论强调以人为本、以价值观塑造为核心，以内涵代替严厉，以人性充实理性，把管理的效率和效益在更大程度上诉诸人的自觉性和自我激励，从而更准确地把握住管理灵魂之所在。文化管理充分发挥了文化覆盖人的心理、生理、人的现状与历史的作用，把"以人为中心"的管理思想全面显示出来。因此，文化管理理论是对传统理性管理理论模式的全面超越和扬弃，是管理思想发展史上一场深刻的革命，是一种更符合人性、更有效率的新的管理理论。

2.文化管理理论的局限性

文化的内涵与外延较宽泛，甚至难以用十分明确的定义来框定"文化"的范围，因此，对文化管理的理解容易出现误区。有人认为文化管理是"无为而治"，是管理的最高境界，因而取代必要的管理；有人把文化管理当成附庸风雅的摆设。另外，目前对根植于传统文化中的官本位、迷信权威甚至宗族色彩等方面的研究没有优秀的成果。

## （三）文化管理理论对护理管理的启示

文化管理以重视制度化、理性化为基础，又特别强调共同的价值观、和谐的人际关系、卓越的团队精神、高超的管理艺术以及精神的激励方式等，在这种管理理念指导下，尊重人、关心人、培育人、发展人真正成为医院护理管理的主题，使得人文精神在当代医院发展中的地位与作用凸显出来。

1.培养人文素质

人文素质是人类对自身精神世界的探索和追求的结晶，包括人文知识、人文方法和人文精神，是提高责任感、道德感的基础。在管理中应加强护理人文文化的建设。

2.打造科学文化

科学文化包括科学知识、科学思维方法和科学精神等方面。科学知识是护士从事护理实践的产物；科学思维方法是护士在认识探索客观世界的过程中，所运用的思维方式和工作方法；科学精神是在探索真理的实践中形成的一种精神，其核心特征是求真务实。在文化系统中，科学是最成熟的结晶。

3.建立制度文化

制度文化是护理管理文化的一种有形载体，它更多地强调外在监督与控制，是行业倡导的文化底线。在医院内，要求护士必须做到的，往往以各种规章、条例、标准、纪律、准则等的形式表现出来。

4.提升安全文化

"护理安全文化"是近年引入医院管理的新概念。与传统意义上的护理安全教育不同的是，它把安全教育融入文化的氛围之中，注入文化的内涵，使护理安全管理上升为一种全体护士共同自觉遵守和认同的价值理念、行为准则、道德观念。在护理系统内建立安全行为文化、安全管理文化和安全物态文化，构建一个充分体现"安全第一"的观念体系，形成互相监督、互相制约、互相指导的安全管理体系。

5.更新服务文化

服务文化是以服务价值观为核心，以顾客满意为目标，以形成共同服务价值认知和行为规范为内容的文化。它是医院在服务管理经营中形成的群体意识、价值观念、思维方式和行为准则的总和。近年来医疗实践证明，在同一地区，规模相同、功能相同、技术水平相近的医院间竞争已相当激烈，因此服务文化中服务意识、服务态度、服务质量、服务艺术成为竞争的无形资产。

6.重视速度文化

当今的竞争本质上是变革速度的竞争。彼得·圣吉认为："未来唯一持久的竞争优势，是有能力比你的竞争对手学习得更快。"过去是"大鱼吃小鱼"，今天是"快鱼吃慢鱼"，因此要注意通过各种渠道快速收集信息，对不断变化的就医顾客需求快速作出反应。

7.融合多元文化

经济全球化的趋势使各国、各地区之间的文化交流日益频繁，身处这个时代的护理队伍必须成为跨文化的组织。护士要从本国实际出发，学习借鉴别国文化中的精华，通过学习、交流、合作，实现各文化间的优势互补。护理专业有了包容性的多元文化体系，就能更广泛地为不同文化背景的服务对象提供最佳护理。

借鉴文化管理的理论，可以建立以集体价值观为核心的医院护理文化，通过医院的凝聚力留人，通过护理专业的长远发展育人，形成可持续发展趋势的现代护理专业。

## 三、知识管理理论

人类对于知识的管理几乎从文字发明以来就开始了。然而，作为一种理论和社会化实践活动的知识管理，却是在当代知识经济的基础上发展起来的。人类对于知识作用的认识已经从原来朴素的"知识就是力量""知识就是金钱"，进一步上升为"知识就是资源"。

### （一）知识管理理论的主要内容

知识管理不同于信息管理，它是通过知识共享、运用集体智慧提高应变和创新能力。知识管理理论是以人为中心，以信息为基础，以知识创新为目标，将知识视为一种可开发利用资源的管理思想，是对人和信息资源进行动态管理的过程。对于医院来说，知识管理的实施在于建立激励医护人员参与知识共享的机制，设立知识总监，培养医院创新力和集体创造力。进行知识管理为实现显性知识和隐性知识共享提供了新途径。

1.狭义的知识管理内容

狭义的知识管理主要是指对知识本身的管理，包括对知识的创造、获取、加工、存储、传播和应用的管理。表现在三方面：

（1）对显性知识的管理：体现为对客观知识的组织管理活动，即信息管理，目前已有大量的理论与实践研究成果。

（2）对隐性知识的管理：主要体现为对人的管理。

（3）对显性知识和隐性知识之间相互作用的管理：即对知识转换的管理，体现为知识的应用或创新的过程。对隐性知识的管理和对知识转换的管理，目前无论是在理论上还是在实践上都还没有形成完整的模式。

2.广义的知识管理内容

广义的知识管理则不仅包括对知识本身的管理，还包括对与知识有关的各种资源和无形资产的管理，涉及知识组织、知识人员、知识设施、知识资产、知识活动等的全过程管理。这样，知识管理的对象结构中包含了两大功能要素，即知识资产和知识活动。

3.知识管理的基本职能

20世纪80年代，日本大学教授、著名管理学家野中和竹内等人受到迈克尔·波拉尼关于隐性和显性知识的启发，提出了极富创见的知识转化螺旋理论，该理论成为知识管理理论中一个令人瞩目的亮点。其理论主要包括：

（1）显性知识转化为隐性知识。这是在知识共享过程中将显性知识通过学习、消化、吸收转化为个人隐性知识的过程。通过这一过程可以提高工作效率，压缩知识创新的成本和时间，例如，将护理操作规范融入实践过程中并优化操作流程。

（2）显性知识转化为显性知识。这是一个建立重复利用知识体系的过程。它重点强调信息的采集、组织、管理、分析和传播，并在这一过程中，通过知识的不断聚合产生新的创新，例如，通过知识重组产生新的显性知识如护理信息学、护理伦理学等。

（3）隐性知识转化为隐性知识。这是人类知识传播最古老也是最有效的模式，常见的有人与人面对面地交流经验，通过模仿和实践获得某种技能，例如，临床护理师徒制带教。大量经验、诀窍、技术是通过社会化的学习过程获得的。

（4）隐性知识转化为显性知识。人们将经验、体会、感悟等转化为语言可以表达的内容，例如，整体护理理论的建立、形成和完善。这实际上是将个人的隐性知识转化为集体的显性知识的过程，这是典型的知识创新过程，在知识管理中是难度最大的。

## （二）对知识管理理论的评析

### 1.知识管理理论的贡献

知识管理虽然最早产生于企业界，却迅速为社会各界所接受。它的异军突起引起了社会各个行业的广泛关注，已经成为当前学术研究的前沿领域。

知识管理以无形资产管理为主要内容，包括对显性知识管理和隐性知识的管理，特别强调显性知识与隐性知识之间的相互转化与共享。知识管理以知识创新为直接目标，以建立知识创新体系为基本策略，而知识创新是知识经济发展的发动机和加速器。知识管理重视社会整体发展目标的实现，摒弃了传统管理的以追求医院利益最大化的目标，倡导医院在追求自身经济利润的同时，还应追求整个社会的发展目标，实现医院与社会整体的和谐发展。可以预见，知识管理必将成为新世纪对国家、医院、个人的经济和科技活动起重要指导作用的理论。

### 2.知识管理理论的局限性

虽然知识管理理论近年来已成为学术界和管理界的一个热门话题，许多学者也已经做了一些积极的探索，但受现有研究方法和认识的限制，有关研究在护理管理领域才刚刚起步，甚至还未涉及。如护理专业知识资源有哪些维度，用什么方法进行测量，指标体系该如何建立；护理管理中的知识活动包括哪些内容，怎样组织，彼此之间的关系和相互作用如何体现；护理领域的知识管理受哪些因素的影响，影响的性质和程度如何，各影响因素之间是何关系；知识管理活动在护理组织背景下如何开展，护理技术在其中起着什么样的作用；如何建立一个合适的理论框架来整合现有的各种护理理论等，这些都为护理管理者今后的研究提供了广阔的发展空间。

### （三）知识管理对护理管理的启示

**1.知识管理提高护理组织的管理效能**

21世纪组织的成功越来越依赖于组织所拥有的知识数量和质量，利用组织所拥有的知识提高护理质量，对护理管理来说始终是一个挑战。随着知识经济的深入发展，作为知识的载体，人和信息资源在护理系统中的重要性凸显出来，知识成为医院提高竞争力关注的焦点，现代医院越来越成为一个特质知识文化的载体。医院护士是典型的知识员工，如果医院管理者能实行不同类型护士之间的知识共享，并在此基础上探索知识创新，那么知识管理创造的效益是不可估量的。现在医院护理知识管理已初见端倪，一些医院已开始拥有由各项业务流程、专业理论、专业技能、顾客服务等方面组成的庞大知识库。

**2.护理管理中知识管理的运作过程**

（1）知识集约过程。是指对现有知识进行收集、整理、分类和管理的过程。包含了隐性知识显性化和显性知识综合化的过程，如护理部总结过去护理工作中的成功和失败经验，制订、修改规章制度，形成新的工作思路、模式，就是隐性知识显性化的过程。为了使知识集约更有效地服务于知识运用和知识交流，知识配置可视化是不可缺少的重要步骤。

（2）知识应用过程。是指利用集约而形成的显性知识去解决问题的过程。即显性知识内化的过程，护士把集约而成的显性知识运用到护理实践中，又不断地取得相应的体会和经验，显性知识便被内化为隐性知识。显性知识内化的结果导致其隐性知识的储备和扩展。

（3）知识交流过程。知识交流过程是指通过交流来扩展单位整体知识储备的过程。存在多种交流方式：①通过人与人的直接交流进行学习，如研讨会、学习班；②通过网络技术进行学习交流；③利用知识库学习，如图书馆。这个过程需要医院良好的信息服务条件、护士的信息素养和信息捕捉能力。

（4）知识创新过程。知识创新过程指单位的整体知识储备扩大，并由此产生出新概念、新思想、新体系的过程。它是前3种过程相互作用的结果。

# 第四章　循环系统疾病患者的护理

## 第一节　慢性心力衰竭

慢性心力衰竭是在原有心脏疾病基础上出现心力衰竭的症状、体征，是心血管疾病的终末期表现和最主要死亡原因。

### 一、疾病评估

#### （一）病史及心理-社会反应

（1）①评估患病及诊治经过，有无冠心病、高血压、心肌病等基础心脏病史；②有无呼吸道感染、劳累等诱发因素；③询问病程经过；④有无咳嗽、咳痰、乏力、少尿、夜间阵发性呼吸困难等呼吸困难的特点和严重程度。

（2）有无食欲缺乏、恶心、颈静脉充盈、肝大、水肿、体重增加等右心衰竭表现。

（3）了解相关检查结果、用药情况及效果。评估目前病情与一般情况及心理-社会状况。

#### （二）身体评估

1.一般状态

包括生命体征（如呼吸状况、脉搏快慢及节律、有无血压下降）及意识与精神状况。

2.心脏是否扩大

心尖冲动的位置和范围，有无心尖部舒张期奔马律、病理性杂音，双肺有无湿啰音。

3.其他

如体位，有无发绀，水肿的部位及程度，有无压疮。

## （三）相关检查

1.心电图

明确心率、心律、QRS形态及宽度等，怀疑存在心律失常或无症状性心肌缺血时应行24h动态心电图。

2.胸部X片

对疑似、急性、新发的心力衰竭患者应行胸部X线片检查，以识别或排除肺部疾病或其他引起呼吸困难的疾病，提供肺瘀血或肺水肿和心脏增大的信息。

3.心脏超声心动图

心脏超声心动图比X线能更准确地提供各心腔大小变化及心脏瓣膜结构及功能情况。以收缩末期及舒张末期的容量差计算左心室射血分数（LVEF），可反映心脏收缩功能，正常LVEF＞50%，LVEF≤40%提示收缩功能障碍。

4.生物标志物

（1）血清脑钠肽/N端脑钠肽前体（BNP/NT-proBNP）：出院前的BNP/NT-proBNP检测有助于评估心力衰竭患者出院后的心血管事件风险，通常BNP＜35ng/L、NT-proBNP＜125ng/L时通常可排除慢性心力衰竭。

（2）可溶性生长刺激表达基因2蛋白（$ST_2$）：$ST_2$是白介素-1受体家族成员，是反映心肌纤维化和心室重塑病变发展的标志物，住院基线$ST_2$值和治疗期间的$ST_2$值动态变化均与出院预后有关。正常值＜35ng/mL，心力衰竭患者体内升高的$ST_2$表明患者的心力衰竭进程、再住院率、心脏移植和死亡风险加大。

5.实验室检查

血常规、血钠、血钾、血糖、尿素氮、肌酐或估算的肾小球滤过率等。

6.其他特殊检查

心脏MRI、心脏CT、冠脉造影、6min步行试验、心肺运动试验、有创血流动力学检查等。

## 二、一般护理

### （一）氧疗

患者存在低氧血症时，根据缺氧程度选择吸氧方式及氧浓度，注意避免无效吸氧和氧中毒。

### （二）休息与体位

有明显呼吸困难者予高枕卧位或半卧位，下肢水肿者如无明显呼吸困难，可抬高下肢，注意患者体位的舒适与安全，心力衰竭发作时卧床休息，根据心功能分级（表4-1）制订活动计划，多做被动运动以预防深部静脉血栓形成。

表4-1　美国纽约心脏病协会（NYHA）分级

| 级别 | 症状 |
|---|---|
| Ⅰ | 活动不受限。日常体力活动不引起明显的气促、疲乏或心悸 |
| Ⅱ | 活动轻度受限。休息时无症状，日常活动可引起明显的气促、疲乏或心悸 |
| Ⅲ | 活动明显受限。休息时可无症状，轻微日常活动即引起显著的气促、疲乏、心悸 |
| Ⅳ | 休息时也有症状，任何体力活动均会引起不适。如无须静脉给药，可在室内或床边活动者为Ⅳa级；不能下床并需静脉给药支持者为Ⅳb级 |

### （三）饮食护理

心力衰竭患者宜低盐、低脂饮食。限制含钠量高的食品，如烟熏制品、香肠等；钠摄入量＜6g/d，急性心力衰竭发作时钠摄入量＜2g/d。吸烟患者应戒烟，肥胖患者应减轻体重。严重心力衰竭伴明显消瘦（心脏恶病质）者，应给予营养支持。

### （四）监测24h液体出入量

关注患者24h尿量，严重心力衰竭患者入量限制在1.5~2.0L/d，有利于减轻症状和充血。

## （五）皮肤护理

保持床褥清洁、干燥、平整，严重水肿者可使用气垫床，定时协助或指导患者变换体位。

## （六）排泄护理

保持大便通畅，多吃新鲜蔬菜、水果，必要时口服通便药或使用开塞露，有助于排除体内的代谢废物，减轻心脏负担。

## （七）心理护理

定期用量表筛查和评估患者是否有焦虑、抑郁，鼓励患者保持积极乐观的心态，给予心理支持。

# 三、专科护理

## （一）氧疗

保持呼吸道通畅，持续低流量吸氧，如低氧血症时短暂给予高浓度氧气吸入，必要时遵医嘱予无创辅助通气。烦躁不安时，遵医嘱给予镇静剂。

## （二）用药护理

1.血管紧张素转化酶抑制剂（ACEI）/血管紧张素受体拮抗剂（ARB）

主要通过抑制肾素–血管紧张素–醛固酮系统激活，用药期间需监测血压，避免体位突然改变，监测血钾水平和肝、肾功能。

2.β受体阻滞剂

注意监测心率和血压，当患者心率＜50次/min或低血压（收缩压＜90mmHg）时，应停止用药并及时报告医师。

3.利尿剂

注意药物不良反应的观察，大剂量的利尿剂会导致血容量不足，增加发生低血压、肾功能恶化和电解质紊乱的风险，应定期监测血钾及肾功能水平。

4.洋地黄类药物

注意服药期间监测血药浓度，有无胃肠道及神经精神症状。

5.血管紧张素受体脑啡肽酶抑制剂（ARNI）

ARNI具有ARB和脑啡肽酶抑制剂的作用，代表药物是沙库巴曲缬沙坦钠片。用药期间注意监测血压、电解质及肾功能情况。

6.伊伐布雷定

伊伐布雷定是心脏窦房结起搏电流（If）的特异性抑制剂，以剂量依赖性方式抑制If电流，降低窦房结发放冲动的频率，减慢心率，而对心内传导、心肌收缩力或心室复极化无影响。用药期间应注意监测心率变化，将患者的静息心率控制在约60次/min，不宜低于55次/min。避免与强效CYP3A4抑制剂（如唑类抗真菌药、大环内酯类抗生素、HIV蛋白酶抑制剂）合用。

（三）病情监测

（1）指导患者每日晨起排尿后、早餐前使用标准秤测体重，体重3d内突然增加2kg以上时，应增加利尿剂的剂量。腹腔积液严重者应每日监测腹围。

（2）准确记录24h出入量，建议患者使用带刻度的饮水杯及量尿杯。伤口渗液或汗液，使用尿布者，应用湿床单或湿纱布总量减去干的床单、纱布及干尿片的重量，换成毫升量；输液、输血时换算后及时记录；根据食物含水量表每班将患者饮食量准确换算成毫升后做好记录及跟踪，若尿量＜30mL/h，应及时报告医师并做好相关饮食宣教。

（3）观察患者呼吸困难程度、发绀、水肿、肺部炎症等变化情况，密切监测血压及心率变化。

（四）容量管理

肺瘀血、体循环瘀血及水肿明显者，应严格限制饮水量和静脉输液速度。无明显低血容量因素（如大出血、严重脱水、大汗淋漓等）者，每天摄入液体量一般宜在1500mL以内，不宜超过2000mL。保持每天出入量负平衡约500mL，严重肺水肿者，水负平衡为1000~2000mL/d，甚至可达3000~5000mL/d，以减少水、钠潴留，缓解症状。

## 四、健康教育

### （一）疾病知识指导

（1）向患者及其家属宣传有关疾病的防治知识，积极干预各种高危因素，包括控制血压、血脂、血糖，积极治疗原发病。

（2）育龄妇女应在医师指导下决定是否可以妊娠与自然分娩。

（3）避免可增加心力衰竭危险的行为，如吸烟、饮酒。

（4）避免各种诱发因素如感染、过度劳累、输液过快过多等。

（5）强调生活方式及服药依从性与再住院率和病死率息息相关，应重视生活方式及服药依从性。

### （二）生活方式指导

**1.饮食指导**

限制钠盐的摄入，心力衰竭急性发作伴有明显水肿的患者，限制钠摄入＜2g/d。轻度或稳定期时不主张严格限制钠摄入。家用控盐勺常规容量为5g。低脂饮食，戒烟酒，酒精性心肌病患者戒酒，肥胖者需减肥，营养不良者需给予营养支持。

**2.监测液体出入量**

记录每日出入量、做好居家自我管理，让患者及其家属知晓记录出入量的意义。不口渴时不饮水，如嘴干可尝试含冰块、糖等。饮用水、饮料、口服液用容量专用杯；糊状食物或奶粉先量好水再加溶质，只记含水量；使用有刻度的尿壶或便盆，尿失禁者使用尿片；每天清晨空腹排尿后称体重，注意保证称重时穿着的衣物重量基本一致，可不穿或只穿少量衣物；监测血压、心率，指导患者测量血压、心率，并记录。限制液体的摄入，包括水、饮料、汤等的摄入。严重心力衰竭患者液体入量应控制在1.5~2.0L/d；轻、中度心力衰竭患者常规限制液体并无获益。

**3.休息与活动**

急性期或病情不稳定者应限制体力活动，卧床休息，以降低心脏负荷，有利于心功能的恢复。长期卧床者可在床上进行主动或被动运动，如踝泵运动，预防深静脉血栓形成。病情稳定的患者根据病情轻重不同，在不诱发明显的气促、心悸、乏力等不适症状的前提下，从床边小坐开始，逐步增加有氧运动，如慢走、太极拳等。

4.预防感染

每年接种流感疫苗、定期接种肺炎疫苗。

### （三）用药指导与病情监测

1.用药指导

详细讲解药名、剂量、时间、频次、用药目的、不良反应和注意事项等，规律服药、不随意增减药物，严格遵医嘱，出现不良反应时早发现、早就医。

2.相关指标

监测并控制血脂、血糖、肾功能、电解质在合适范围内。

3.症状的自我评估及处理

指导患者尽早发现心力衰竭恶化的症状及如何应对。出现心力衰竭加重的症状和（或）体征，如疲乏加重、呼吸困难加重、活动耐量下降、静息心率增加≥15次/min、水肿（尤其下肢）再现或加重、体重增加（3d内突然增加2kg以上）时，应增加利尿剂剂量并及时就诊。

4.随访

详细讲解随访时间安排及目的，根据病情制订随访计划，并需根据随访结果及时给予相应的干预措施。

### （四）家庭支持

指导患者家属协助患者保持积极乐观的心态，积极配合治疗，家人多关心、多帮助，必要时教会主要照顾者掌握心肺复苏技术。

# 第二节　心肌炎

心肌炎是指由各种原因引起的心肌炎性损伤所导致的心脏功能受损，包括收缩、舒张功能减弱和心律失常。病因包括感染、自身免疫疾病和药物毒性3类，其中感染是最主要的致病原因，病原体以病毒最为常见，包括肠道病毒（尤其是柯萨奇B病毒）、腺病毒、巨细胞病毒、EB病毒和流感病毒等。临床上可以将心肌炎分为急性期、亚急性期和慢性期。急性期一般持续3~5d，主要以病毒侵袭、复制，对心肌造成损害为主；亚急性期以免疫反应为主要病理生理改变；少数患者进入慢性期，表现为慢性持续性及突发加重的炎症活动，心肌收缩力减弱、心肌纤维化、心脏扩大。普通急性心肌炎临床表现差异很大，多数表现为活动后轻微的胸闷不适，重者也可出现急性左心衰竭甚至猝死，因此需根据病情严重程度进行个体化治疗。

暴发性心肌炎是心肌炎最为严重和特殊的类型，主要特点是起病急骤，病情进展极其迅速，患者很快出现血流动力学异常（泵衰竭和循环衰竭）以及严重心律失常，并可伴有呼吸衰竭和肝肾衰竭，早期病死率极高。暴发性心肌炎早期病死率虽高，但患者一旦度过急性危险期，长期预后良好，长期生存率与普通人群接近。另外，患者多为平素身体健康、无器质性心脏病的青壮年，因此，一旦疑诊该病，需高度重视，尽早识别，快速反应，多学科合作，全力救治，帮助患者度过危险期。

## 一、疾病评估

### （一）病史及心理-社会反应

评估患者发病的起始时间，近期有无感冒或发热病史，工作环境是否为辐射环境，药物服用史等。

### （二）症状体征评估

评估病毒感染前驱症状，如发热、乏力、鼻塞、流涕、咽痛、咳嗽、腹泻等首发症状，但是许多患者表现出较大的个体差异，早期仅有低热、明显乏力、不思饮食或伴有轻度腹泻，这些症状可持续3~5d或更长，容易被忽视。评估患者有无不适症状（如胸闷痛），生命体征（血压、呼吸、心率）指标异常提示血流动力学不稳定，是病情严重程度的指征。

1.体温

部分患者可有体温升高。原发的病毒感染一般体温不会太高，但并发肺部或其他部位的细菌感染时体温可达39℃以上，极少数患者还可发生体温不升（<36℃），是病情危重的表现。

2.血压

暴发性心肌炎患者因严重的心功能不全及全身毒性反应引起血管活性异常导致低血压，严重时血压测不出。

3.呼吸

呼吸急促（频率常>30次/min）或呼吸抑制（严重时频率<10次/min），血氧饱和度<90%，甚至降至40%~50%。

4.心律、心率

心动过速（常>120次/min）或心动过缓（可<50次/min）。窦性心动过速是暴发性心肌炎患者最为显著的特点，通常大于100次/min，可达160次/min。心率增快与体温升高不相称（体温每升高1℃，心率增快超过10次），除窦性心动过速外，还可以出现各种类型心律失常，包括室性期前收缩或室上性期前收缩、室性心动过速或室上性心动过速、心室颤动等，也可由于传导系统损伤而出现心动过缓、窦性停搏和传导阻滞。快速室性心动过速、心室颤动、窦性停搏以及Ⅲ度房室传导阻滞时可发生阿斯综合征，危及患者生命。

休克时可出现全身湿冷、末梢循环差及皮肤花斑样表现等。灌注降低和脑损伤时可出现烦躁、意识障碍甚至昏迷。肝脏损害时可出现黄疸。凝血功能异常和微循环障碍可见皮肤瘀斑、瘀点等。

## （三）相关检查

血液实验室检查、病毒病原学检测、心电图、心脏超声、经皮心内膜心肌活检、冠状动脉造影、心脏磁共振成像等。

## 二、一般护理

### （一）休息

病毒性心肌炎急性期应以绝对卧床休息为主，一般需卧床至症状消失，生命体征正常，心室射血分数＞50%，血液乳酸水平恢复正常。向患者解释卧床休息可减轻心脏负荷，减少心肌耗氧，有利于心功能恢复。做好基础护理、心理护理，加强床边护理。

### （二）饮食护理

宜高蛋白、富含维生素、清淡易消化饮食，尤其是补充富含维生素C的食物，如新鲜蔬菜、水果，以促进心肌代谢与修复。

### （三）出入量管理

心力衰竭者应严格控制液体入量及低盐饮食，准确记录24h出入量。

### （四）体温控制

高热患者给予对应降温措施，及时更换汗湿衣服，避免受凉。

### （五）心理护理

积极主动与患者沟通，解除或减轻患者的心理负担。

## 三、专科护理

### （一）氧疗

气促者给予半坐位或端坐卧位，氧气吸入。观察呼吸和心脏功能，警惕心力衰竭或心源性休克的发生，必要时使用无创或有创辅助通气。

### （二）胸痛护理

胸痛患者应评估疼痛情况，解除患者的紧张情绪，遵医嘱用药，不宜使用硝酸酯类药物。

### （三）心律失常的护理

心律失常者给予持续心电监护，准备好抢救药品及用物，发现室性心动过速、Ⅲ度房室传导阻滞或阿斯综合征发作时要及时进行抢救，防止猝死。

### （四）用药护理

按医嘱给予护心、强心、利尿、抗感染、抗心律失常等药物并观察疗效。

### （五）暴发性心肌炎的护理

1.严密监护

所有暴发性心肌炎患者均应严密监护。应尽快将患者收到或转至有呼吸循环监护和支持治疗条件的医院心脏重症监护病房，予以24h特别护理。监护内容主要包括以下4方面。

（1）严密监测和控制出入水量，每小时记录并将出入水量作为病情变化和补液治疗的参考。

（2）严密监测心电、血氧饱和度和血压。

（3）监测血常规、心肌酶、肝肾功能、电解质、凝血功能、血乳酸、血气等各项实验室指标。

（4）开始即做床边胸部X线检查，对于肺部病变明显以及并发胸腔积液的患者，可根据情况适时复查；床旁超声心动图，因病情变化快可一日多次，评估心腔大小、室壁运动状态及左心室射血分数改变；有创血流动力学监测，包括有创动脉血压及中心静脉压、肺毛细血管楔压监测等。

2.积极的一般对症治疗及支持治疗

所有暴发性心肌炎患者均应给予积极的一般对症治疗及支持治疗。主要内容包括以下3方面。

（1）绝对卧床休息，减少探视和干扰，避免情绪刺激与波动。

（2）当能进食时，给予清淡、易消化且富含营养的饮食，少食多餐。

（3）鼻导管、面罩吸氧或机械通气正压给氧；液体补充应量出为入，匀速补充，切忌液体快进快出；遵医嘱尽早使用抗病毒类、激素类及免疫调节药物治疗，密切观察药物疗效及不良反应。

3.生命支持

所有暴发性心肌炎患者均应尽早给予生命支持治疗。

（1）循环支持：包括主动脉球囊反搏或体外膜肺氧合，治疗过程中应密切观察各项患者参数指标，包括血流动力学、凝血功能、血气分析、血常规、尿量情况，发现异常时，报告医师，及时处理。

（2）呼吸支持：当患者有明显的呼吸急促、呼吸困难时，即使血氧饱和度正常，也应考虑给予呼吸支持，以减轻患者心脏负担。可以选择无创呼吸机辅助通气或气道插管、人工机械通气。护士应密切观察患者呼吸及血氧情况，对于呼吸急促、血氧饱和度欠佳的患者应遵医嘱选择正确的呼吸支持方式。

（3）血液净化及连续肾脏替代治疗：血液净化治疗每天应该持续8~12h或更长时间，起始时引血和终止时回血过程必须缓慢，以免诱发循环衰竭和心力衰竭。护理过程中应注意定时复查血气，防止患者酸碱平衡失调及电解质紊乱。

（4）心律失常的治疗：严密监测患者心律及血流动力学情况，护士应具备识别恶性心律失常的相关知识，出现恶性心律失常时及时处理，遵医嘱使用抗心律失常药物，除颤仪等抢救用物应置于床边备用。

## 四、健康教育

### （一）休息指导

注意休息，病后6~12个月，如自觉症状消失，各项检查均正常，可恢复轻工作或半天工作，再过半年，情况正常，运动试验阴性，可恢复正常工作和学习，适当锻炼身体，保持心情愉快，增强体质，提高免疫力。

### （二）饮食指导

饮食以新鲜水果、蔬菜为主，不能食用刺激性食物，应以富含维生素、低脂肪、易消化食物为主，可防止便秘等并发症的发生，为机体的康复提供所需要的能量，促进机体各项功能的恢复。

### （三）活动指导

病后6~12个月避免剧烈活动、妊娠。忌烟酒。

### （四）疾病指导

按时服药，避免受凉，预防上呼吸道感染，定期复查。

## 第三节　感染性心内膜炎

感染性心内膜炎是指病原微生物，如细菌、真菌、立克次体等，经血流直接侵犯内膜、心瓣膜或邻近的大动脉内膜所引起的感染性炎症，伴赘生物形成。临床特点是发热、头痛、背痛，肌肉关节痛也常见，心脏杂音、脾大、贫血、血尿，周围表现如皮肤瘀点、片状出血、Roth斑（中心白点网膜出血）、Osler结节、Janeway结节、杵状指等多为非特异性表现，由于抗生素的广泛应用，现今上述周围表现已不多见。按临床病程一般分为急性和亚急性两类。感染性心内膜炎的分类见表4-2。

表4-2　感染性心内膜炎的分类

|  | 急性感染性心内膜炎 | 亚急性感染性心内膜炎 |
|---|---|---|
| 中毒症状 | 明显 | 轻 |
| 病程 | 数天至数周 | 数周至数月 |
| 感染迁移 | 多见 | 少见 |
| 病原体 | 金黄色葡萄球菌 | 草绿色链球菌 |

## 一、疾病评估

### （一）病史及心理-社会反应

（1）评估患者有无心脏病史及家族史。

（2）评估患者发病前有无扁桃体炎、静脉插管、介入治疗或心内手术史。

（3）评估患者发热史、既往史及药物过敏史。

（4）评估患者的心理过程和人格心理，包括对疾病的认知、情绪情感的稳定及是否积极配合治疗。

### （二）身体评估

（1）听诊心脏是否有杂音，触诊脾是否肿大，视诊皮肤有无出血点。

（2）评估患者四肢有无水肿情况，有无皮肤瘀点、片状出血、Osler结节、Janeway结节、杵状指等表现。

（3）评估患者的生活自理能力，评估患者有无血栓、跌倒、坠床、压疮等风险。

### （三）相关检查

实验室检查及微生物学诊断检查（如血培养、降钙素原、C-反应蛋白）、影像学检查（如超声心动图、多层螺旋CT、磁共振成像、F-脱氧葡萄糖正电子发射断层扫描）、心电图检查、核素显像、血管造影术等。

## 二、一般护理

### （一）休息和活动

根据患者的精神状况及心功能，合理休息及活动，避免剧烈活动，以免引起赘生物脱落引起栓塞。

### （二）饮食护理

适当补充营养，给予清淡、高蛋白质、高热量、富含维生素、富含铁、易消化饮食，宜少量多餐。高热者给予营养丰富流质或半流质饮食，适当饮水。心力衰竭者应限制钠盐摄入，监测24h出入量。

（三）基础护理

加强个人的口腔卫生，早晚清洁口腔。

（四）心理护理

感染性心内膜炎患者大多发热时间较长，治疗周期较长，且在确诊前经多方面治疗效果不佳，反复发热使患者多存在心理问题，如焦虑、抑郁等。护士应对患者进行相关专业知识的宣教，使患者能配合治疗及护理。

## 三、专科护理

（一）动态监测体温变化情况

固定部位测量体温（左侧腋下）至出院，每4~6h测量体温1次并准确绘制体温曲线，判断病情进展及治疗效果。

（二）正确采集血液标本

告知患者及家属为提高血培养结果的准确率，需多次采血，且采血量较多，在必要时甚至需暂停抗生素治疗，以取得理解和配合。对于未经治疗的亚急性患者，应在第一天每间隔0.5h采血1次，共3次。如次日未见细菌生长，重复采血3次后，开始抗生素治疗。已用过抗生素者，停药2~7d后采血。急性患者应在入院后立即安排采血，在1.5h内每隔0.5h采血1次，共取3次血液标本后，按医嘱开始治疗。本病的菌血症为持续性，无须在体温升高时采血。采血时选取3个不同部位，每次采血8~10mL，同时做需氧和厌氧菌培养。

（三）发热护理

高热患者卧床休息，体温>38.5℃可予冰袋物理降温，出汗较多时及时更换潮湿的衣服，并注意防止更衣时受凉。

## （四）抗生素应用的护理

遵医嘱应用抗生素治疗（表4-3），用药原则是尽早大剂量联合用药，首选青霉素，与氨基糖苷类联合用药以增强杀菌能力，观察药物疗效及可能产生的不良反应，如腹泻等胃肠道反应，并及时报告医师处理。告知患者抗生素是治疗本病的关键，病原菌隐藏在赘生物内和内皮下，需坚持大剂量、长疗程的抗生素治疗才能杀灭。严格按时间用药，以确保维持有效的血药浓度。对于长期需要输液治疗的患者，应定时更换输液部位，预防静脉炎的发生。

表4-3　感染性心内膜炎的抗生素应用

| 药名 | 作用 | 不良反应 |
|------|------|----------|
| 青霉素 | 破坏细菌的细胞壁，起杀菌作用 | 过敏反应：常见皮疹、荨麻疹、药疹和嗜酸性粒细胞增多等 |
| 糖肽类抗生素（万古霉素、替考拉宁、达托霉素等） | 抑制细菌细胞壁的合成，用于葡萄球菌、肠球菌（青霉素耐药，过敏） | 耳毒性，肾毒性 |
| 利奈唑胺 | 抑制细菌蛋白合成，杀菌作用，耐万古霉素肠球菌、葡萄球菌感染 | 腹泻、头痛、恶心，骨髓抑制，周围神经病变和视神经病变，乳酸性酸中毒 |
| 氨基糖苷类（丁胺卡那、庆大霉素、奈替米星等） | 诱导细菌合成错误蛋白以及阻抑已合成蛋白的释放，起杀菌作用 | 耳毒性，肾毒性，神经肌肉阻滞作用 |
| 头孢菌素类（头孢他啶、头孢哌酮、头孢吡肟等） | 破坏细菌的细胞壁，并在繁殖期杀菌 | 过敏反应：常见皮疹、荨麻疹、药疹和嗜酸性粒细胞增多等 |
| 喹诺酮类（左氧氟沙星、莫西沙星等） | 造成细菌DNA的不可逆损害，使细菌细胞不再分裂 | 胃肠道反应，中枢反应，可产生结晶尿，影响软骨发育，肝损害 |
| 碳青霉烯类（亚胺培南、美罗培南、比阿培南等） | 使细菌胞质渗透压改变和细胞溶解而杀灭细菌，抗菌谱最广 | 胃肠道反应，过敏反应，骨髓抑制 |

注：青霉素、糖肽类抗生素和利奈唑胺属于球菌抗生素；氨基类、头孢菌素类、喹诺酮类和碳青霉烯类属于革兰阴性杆菌抗生素。

（五）潜在并发症的护理

1.预防栓塞

感染性心内膜炎患者因心脏瓣膜上的赘生物脱落易造成栓塞。若瓣膜赘生物直径≥10mm，则更容易发生栓塞。因此，护士应重视患者在住院期间所出现的心脏病外的症状，包括头痛、恶心、突发呼吸困难、肢体疼痛、功能障碍等栓塞症状。对于心脏超声可见巨大赘生物的患者，应绝对卧床休息，防止赘生物脱落。突然出现胸痛、气急、发绀和咯血等症状，要考虑肺栓塞的可能；出现腰痛、血尿等，考虑肾栓塞的可能；出现意识和精神改变、失语、吞咽困难、肢体突发剧烈疼痛，局部皮肤温度下降，动脉搏动减弱或消失，考虑外周动脉栓塞的可能。出现上述可疑征象，应及时报告医师并协助处理。

2.预防心力衰竭

病菌易侵犯主动脉瓣及二尖瓣，引起心力衰竭，心力衰竭患者应严格控制出入量，避免劳累，适当限制盐和水的摄入，必要时给予吸氧。

（六）手术指征

患者若出现下列指征：心力衰竭，严重瓣膜功能不全，人工瓣膜出现瓣周脓肿或瘘管，再次出现系统栓塞，大的、易脱落的赘生物，超过5~7d抗生素治疗仍有持续的败血症，则建议手术治疗。但最终是否手术、何时手术，应由感染性心内膜炎小组讨论决定。

## 四、健康教育

（一）疾病知识指导

讲解本病的病因与发病机制、致病菌侵入途径、坚持足够剂量和足够疗程抗生素治疗的重要性。在施行口腔手术如拔牙、扁桃体摘除术、上呼吸道手术或操作，泌尿、生殖、消化道侵入性诊治或其他外科手术治疗前，应说明自己患有心瓣膜病，有心内膜炎等病史，要预防性使用抗生素，减少病原体入侵的机会，同时必须告知再次发病的风险以及教育如何预防新发感染性心内膜炎。

## （二）生活指导

注意防寒保暖，避免感冒，加强营养，适当锻炼（卧床患者可在床上做主动或被动踝泵运动，防止深静脉血栓形成），增强机体抵抗力，合理安排休息。保持口腔和皮肤清洁，勿挤压痤疮、疖、痈等感染病灶，减少病原体入侵的机会。

## （三）病情自我监测指导

教会患者自我监测体温变化、有无栓塞表现，定期门诊随访。治疗后第1年定期超声心动图随访检查，警觉新发热、寒战和感染的其他征象，及时回医院检查。

## （四）随访

出院后要定期随访，抗感染结束后第1个月、3个月、6个月、12个月须做临床评估、血液检查和超声心动图检查，以便及早发现复发和再感染患者。

# 第四节　急性心包炎

急性心包炎是心包脏层和壁层的急性炎症，可以同时合并心肌炎和心内膜炎，也可以作为唯一的心脏病损而出现。多继发于其他内外科疾病，以非特异性、结核性、化脓性和风湿性心包炎较为常见。目前恶性肿瘤和急性心肌梗死引起的心包炎逐渐增多。急性心包炎表现出以下情况中两项时可确诊：胸痛（典型的锐痛，坐位前倾时减轻，占85%～90%）；心包摩擦（不足1/3）；新的广泛ST段抬高或PR段下移（不超过60%）；心包积液（少量，不超过60%）。其临床表现为突发胸骨后和心前区尖锐的刀割样疼痛或刺痛，放射到颈部，也可表现为心前区压迫感并放射到左肩斜方肌区和左上臂，疼痛可随体位改变，仰卧或吸气时加重，坐位前倾时缓解；呼吸困难，出现心包摩擦音，甚至出现心包压塞表现，如呼吸窘迫、面色苍白、出汗、烦躁不安、休克，危及生命。急性心包炎部分患者可遗留心肌损害或发展成缩窄性心包炎。

## 一、疾病评估

### （一）病史及心理-社会反应

（1）评估患者有无呼吸困难，呼吸困难发生的缓急、时间、特点、严重程度、能否平卧、夜间有无憋醒等。

（2）评估患者有无焦虑、抑郁等负面情绪及程度，家属的心理状况及经济状况、社会支持等。

### （二）身体评估

（1）评估患者的生命体征、意识情况、体位；有无发绀、颈静脉怒张、腹腔积液、下肢水肿、咳嗽咳痰、乏力等伴随症状。

（3）评估患者痰液的色、质、量，听诊肺部有无干、湿啰音；听诊是否有心包摩擦音。患者出现心包积液时，可出现心音的改变、心脏压塞征（心搏出量明显下降，心率加快，脉搏细弱，动脉收缩压下降，脉压减少，严重者可出现休克）、左肺受压征（Ewart征）。

（3）疼痛评估：评估患者疼痛的部位、性质及变化情况。

### （三）相关检查

血常规、血清炎症标志物（红细胞沉降率、C-反应蛋白）、肝肾功能、甲状腺功能、心肌标志物检测、影像学检查、心电图、超声心动图、心脏磁共振显像、核素扫描、心包穿刺及心包活检等。

## 二、一般护理

### （一）休息与活动

根据病情协助患者采取不同的卧位，如患者呼吸困难明显时，采取半坐卧位或前倾坐位，提供可依靠在床上的小桌子，使患者舒适和安全。急性心包炎早期，因纤维蛋白渗出可产生心前区疼痛，且与呼吸、咳嗽、活动、体位改变有关，患者活动受到限制，应卧床休息，以减轻疼痛。渗出性心包炎时，如液体增长的速度较快或量多时，患者可出现明显呼吸困难，应绝对卧床休息，以减少全身组织耗氧，减轻心脏负担。

### （二）饮食护理

在保证患者营养均衡的条件下，保持饮食清淡，禁食油腻、辛辣食物，给予高热量、高蛋白、富含维生素、易消化饮食，有水肿者注意低盐，帮助患者养成合理的饮食习惯，少食多餐。不能进食者，遵医嘱给予静脉补充氨基酸或脂肪乳剂，以保证能量的需要。并注意患者水肿的程度，准确记录出入量。

### （三）体温控制

高热时及时做好降温处理，及时更换汗湿衣裤，定时测量体温并做好记录。

### （四）心理护理

患者气促发生后，常常精神紧张，甚至出现恐惧心理，陪伴人员应守护在旁，给予解释和安慰，消除不良心理因素，取得患者的配合。

## 三、专科护理

### （一）疼痛护理

观察疼痛部位、性质及其影响因素等，指导患者卧床休息。出现心前区疼痛时，指导患者采取舒适的坐位或前倾位以及分散注意力等措施减轻疼痛，不要用力咳嗽、深呼吸或突然改变体位，以免使疼痛加重，必要时按医嘱给予止痛药物。注意观察患者的胃肠道反应、出血等不良反应。剧痛者可用吗啡类药物镇痛。

### （二）呼吸困难

密切观察患者呼吸、血压、脉搏、心率、面色等变化，如出现面色苍白、呼吸急促、烦躁不安、发绀、血压下降、刺激性干咳、心动过速、脉压小、颈静脉怒张加重、静脉压持续上升等急性心脏压塞的表现，应立即帮助患者取半坐卧位或前倾坐位，给予氧气吸入，同时通知医师并协助抢救处理。控制输液速度，防止加重心脏负担。做好心包穿刺或切开引流术准备，必要时配合医师行穿刺抽液术。

### （三）心包积液护理

密切观察心包积液的变化，及时汇报病情变化，并遵医嘱及时处理。心包积液量超过300mL或积液发生较迅速时，可出现下列体征。

**1.心包积液体征**

心浊音界向两侧迅速扩大，并可随体位改变，如坐位时下界增宽，平卧时心底部第二、三肋间增宽，心尖冲动于心浊音界内减弱或消失。心音遥远，心率增快。有时在胸骨左缘第三、四肋间隙听到舒张早期附加音，也称心包叩击音，与第一、二心音构成三音心律，此因心室舒张受限，进入心室血流突然受阻，形成漩涡冲击心室壁所产生。

**2.心脏压塞征**

急性心脏压塞时，心搏出量明显下降，心率加快，脉搏细弱，动脉收缩压下降，脉压减少，严重者可出现休克。慢性心脏压塞时，静脉瘀血征象明显，可有颈静脉怒张而搏动不显，且在吸气期更明显，肝颈静脉回流征阳性，肝大伴压痛及腹腔积液，下肢水肿；可发现奇脉，即吸气时脉搏减弱或消失，呼气时脉搏增强，听诊血压时，可发现呼气期收缩压较吸气期高出10mmHg以上。

**3.左肺受压征**

当患者出现心脏压塞征象时可出现静脉压升高，动脉压降低，严重者可出现休克。由于渗液积聚还可出现体循环瘀血征，如肝-颈回流征、胸腹腔积液，面部及下肢水肿。患者常伴有奇脉，并注意有无心律失常发生。

### （四）用药护理

根据病因的不同治疗原发疾病。如结核性心包炎主要给予抗结核药物治疗，肿瘤性心包炎主要使用化疗药物，感染性心包炎主要使用抗生素。选用青霉素或联合抗生素治疗时，观察是否出现过敏、静脉炎、电解质紊乱、肝肾功能损害等不良反应。以上治疗均应做到遵医嘱及时准确给药，注意观察药物的疗效及不良反应，注意观察停药后有无复发症状，患者对抗生素是否敏感，并向患者宣讲有关药物方面的知识，以及坚持长期治疗的重要性，使患者能配合治疗。

### （五）管道护理

向患者介绍放置心包引流管的重要性，叮嘱患者不要随意移动引流管。床上活动、翻身或下床时应寻求他人帮助，以防引流管受压、扭曲或堵塞、滑出等。当连接处脱出时，应使用无菌纱布覆盖伤口并立即报告医师进行处理。

## 四、健康教育

### （一）疾病知识指导

注意充分休息，加强营养，以提高机体的免疫力。进食高热量、高蛋白、富含维生素、易消化饮食，限制钠盐摄入。注意防寒保暖，防止呼吸道感染。

### （二）用药及治疗指导

告知患者坚持足疗程药物治疗（如抗结核治疗）的重要性，不可擅自停药，预防复发；注意药物不良反应；定期随访检查肝肾功能。服用秋水仙碱时，注意有无恶心、腹痛、腹泻、白细胞减少等不良反应。告知缩窄性心包炎患者行心包切除术的重要性，解决思想顾虑，尽早接受手术治疗。术后患者需休息半年左右，加强营养，以利于心功能的恢复。

### （三）心理指导

定期随访，时常与患者及其家属交流，提升患者的信心与耐心，增加患者及其家属对急性心包炎病症的了解，使其合理配合治疗。

### （四）运动指导

应循序渐进地增加活动量，鼓励病情稳定者参与力所能及的运动及社交活动。非运动员急性心包炎患者应限制运动，直至症状缓解，C-反应蛋白、心电图和超声心动图恢复正常。对于运动员患急性心包炎者，推荐限制运动的期限应至症状缓解，C-反应蛋白、心电图和超声心动图恢复正常至少3个月。

## （五）生活指导

加强个人卫生，预防各种感染；如有不适及时就诊，尽早治疗。

# 第五章　神经系统疾病患者的护理

## 第一节　短暂性脑缺血发作

短暂脑缺血发作是颈动脉或椎–基底动脉系统的短暂性血液供应不足，临床表现为突然发病的、几分钟至几小时的局灶性神经功能缺失，多在24h以内完全恢复，但可有反复的发作。

### 一、临床表现

短暂脑缺血发作的特点是起病突然，历时短暂。大多无意识障碍而能主诉其症状，常为某种神经功能的突然缺失，历时数分钟或数小时，无后遗症，常呈反复发作，并在24小时以内完全恢复。发作次数多则1日多次，少则数周、数月甚至数年才发作1次。各个患者的局灶性神经功能缺失症状常按一定的血管支配区而反复刻板地出现。

### 二、辅助检查

（1）CT或MRI、脑电图（EEG）检查：大多正常，部分可见小的梗死灶或缺血灶。CT10%~20%，MRI可达20%可见腔隙性梗死。

（2）弥散加权MRI：可见片状缺血区。

（3）单光子发射计算机断层成像术（SPECT）：可有局部血流下降。

（4）正电子发射断层扫描（PET）：可见局限性氧与糖代谢障碍。

（5）脑血管造影（DSA）/磁共振血管造影（MRA）或彩色经颅多普勒：显

示血管狭窄、动脉粥样硬化症、微栓子。

（6）心脏B超、心电图及超声心动图：可以发现动脉粥样硬化、心脏瓣膜病变及心肌病变。

（7）血常规、血脂及血流动力学、血液成分及流变学的关系。

（8）颈椎X线：颈椎病变对椎动脉的影响。

## 三、观察要点

（1）抗凝治疗前需检查患者的凝血机制是否正常，抗凝治疗过程中应注意观察有无出血倾向，发现皮疹、皮下瘀斑、牙龈出血等立即报告医师处理。

（2）注意观察患者肢体无力或偏瘫程度是否减轻，肌力是否增加，吞咽障碍、构音不清、失语等症状是否恢复正常，如果上述症状呈加重趋势，应警惕缺血性脑卒中的发生。若为频繁发作的短暂脑缺血发作患者，应注意观察每次发作的持续时间、间隔时间以及伴随症状，并做好记录，配合医师积极处理。

## 四、护理要点

### （一）常规护理

1.一般护理

发作时卧床休息，注意枕头不宜太高，以枕高15~25cm为宜，以免影响头部的血液供应；转动头部时动作宜轻柔、缓慢，防止颈部活动过度诱发短暂脑缺血发作；平时应适当运动或体育锻炼，注意劳逸结合，保证充足睡眠。

2.饮食护理指导

患者宜进食低盐、低脂、清淡、易消化、富含蛋白质和维生素的饮食，多吃蔬菜、水果，戒烟酒，忌辛辣油炸食物，忌暴饮暴食，避免过分饥饿。合并糖尿病的患者还应限制糖的摄入，严格执行糖尿病饮食。

3.心理护理

帮助患者了解本病治疗与预后的关系，缓解患者的紧张、恐惧心理，保持乐观心态，积极配合治疗，并自觉改变不良生活方式，建立良好的生活习惯。

## （二）专科护理

1.症状护理

（1）对肢体乏力或轻偏瘫等步态不稳的患者，应注意保持周围环境的安全，移开障碍物，以防跌倒，教会患者使用扶手等辅助设施。对有一过性失明或跌倒发作的患者，如厕、沐浴或外出活动时应有防护措施。

（2）对有吞咽障碍的患者，进食时宜取坐位或半坐位，喂食速度宜缓慢，药物宜压碎，以利吞咽，并积极做好吞咽功能的康复训练。

（3）对有构音不清或失语症的患者，护士在实施治疗和护理活动过程中，注意言行不要有损患者自尊，鼓励患者用有效的表达方式进行沟通，表达自己的需要，并指导患者积极进行语言康复训练。

2.用药护理

详细告知药物的作用机制、不良反应及用药注意事项，并注意观察药物疗效情况。血液病有出血倾向，严重的高血压和肝、肾疾病，消化性溃疡等均为抗凝治疗禁忌证。肝素50mg加入生理盐水500mL静脉滴注时，速度宜缓慢，10~20滴/min，维持24~48h。

3.安全护理

（1）使用警示牌提示患者，贴于床头呼吸带处，要小心跌倒、防止坠床。

（2）楼道内行走、如厕、沐浴有人陪伴，穿防滑鞋，卫生员清洁地面后及时提示患者。

（3）呼叫器置于床头，告知患者出现头晕、肢体无力等表现及时通知医护人员。

# 第二节　腔隙性脑梗死

腔隙性脑梗死是指大脑半球或脑干深部的小穿通动脉，在长期高血压的基础上，血管壁发生病变和闭塞，导致缺血性微梗死、缺血、坏死和液化，脑组织由吞噬细胞移走而形成腔隙。腔隙性梗死约占脑梗死的20%。常见的发病部位有壳核、尾状核、内囊、丘脑及脑桥等。本病多见于40岁以上的中老年人，男性多于女性。常伴高血压，高血压患者患腔隙性脑梗死风险较非高血压患者增加8倍，吸烟者增加5.6倍，糖尿病患者增加1.3倍，经常适度锻炼者患病风险减少60%~70%。

## 一、临床表现

急性或逐渐起病，症状较轻，一般无头痛、颅内压增高和意识障碍。由于腔隙性梗死的病灶较小，许多患者并未出现临床症状，大约有3/4的患者是由尸检证实诊断的。

## 二、辅助检查

### （一）头部CT

CT检查可发现深穿支供血区病变部位出现低密度改变，边界清晰，无占位效应增强时可见轻度斑片状强化，基底节区、皮质下白质和内囊多见，其次是丘脑和脑干。CT可发现直径大于2mm体积0.1mL以上的腔隙性病灶，但由于伪影干扰，脑干腔隙性病灶即使超过2mm也不易检出。CT最好在发病7d内进行，以排除少量出血。

### （二）MRI

对于小病灶或当病变位于脑干时，应进行头部MRI检查。MRI对于区分陈旧性腔隙为梗死或小出血灶所致，是最有效的检查手段。

## 三、观察要点

（1）注意观察患者的细微变化，及时做好疏导解释工作。

（2）要密切注意中老年人的心理特点。多数老年患者情绪低落、性格孤僻、睡眠浅表、饮食减少、不愿活动、人际交往缺乏。特别是对日常生活不能自理的患者的护理，更要认真仔细和耐心。

## 四、护理要点

### （一）常规护理

**1.一般护理**

轻症患者注意生活起居有规律，坚持适当运动，劳逸结合。晚期出现智力障碍时，要引导患者在室内或固定场所进行活动，外出时一定要有人陪伴，防止受伤和走失。

**2.饮食护理**

予以富含蛋白质和维生素的低脂饮食，多吃蔬菜和水果，戒烟酒。

**3.心理护理**

关心体贴患者，鼓励患者保持情绪稳定和良好的心态，避免焦躁、抑郁等不良心理，积极配合治疗。

### （二）专科护理

**1.症状护理**

（1）对有肢体功能障碍和感觉障碍的患者，应鼓励和指导患者进行肢体功能锻炼，尽量坚持生活自理，并注意用温水擦洗患侧皮肤，促进感觉功能恢复。

（2）对有延髓性麻痹进食困难的患者，应给予制作精细的糊状食物，进食时取坐位或半坐位，进食速度不宜过快，应给患者充分的进餐时间，避免进食时看电视或与患者谈笑，以免分散患者注意力，引起窒息。

（3）对有精神症状的患者，床应加护栏，必要时加约束带固定四肢，以防坠床、伤人或自伤。

（4）对有智力障碍的患者，外出时须有人陪护，并在其衣服口袋中放置填写有患者姓名、联系电话等个人简单资料的卡片，以防走失。

（5）对缺乏生活自理能力的患者，应加强生活护理，协助其沐浴、进食、修饰等，保持皮肤和外阴清洁。对有延髓性麻痹致进食呛咳的患者，如果体温增高，应注意是否有吸入性肺炎发生；同时还应注意观察患者是否有尿频、尿急、尿痛等现象，防止发生尿路感染。

2.用药护理

告知药物的作用与用法，注意观察药物的疗效与不良反应，发现异常情况及时报告医师处理。

（1）对有痴呆、记忆力减退或精神症状的患者，应注意督促按时服药并看其服下，同时注意观察药物疗效与不良反应。

（2）静脉注射尼莫同等扩血管药物时，尽量使用微量输液泵缓慢注射（8~10mL/h），并注意观察患者有无面色潮红、头晕、血压下降等不适，如有异常应报告医师及时处理。

（3）服用盐酸多奈哌齐的患者应注意观察有无肝、肾功能受损的表现，定时检查肝、肾功能。

（三）健康指导

（1）避免进食过多动物油、黄油、奶油、动物内脏、蛋黄等高胆固醇饮食，多吃豆制品、鱼等优质蛋白食品，少吃糖。

（2）做力所能及的家务，以防自理能力快速下降；坚持适度的体育锻炼和体力劳动，以改善血液循环，增强体质，防止肥胖。

（3）注意安全，防止跌倒、受伤或走失。

（4）遵医嘱正确服药。

（5）定期复查血压、血脂、血糖等，如有症状加重须及时就医。

# 第三节　多发性硬化

多发性硬化是一种以中枢神经系统白质脱髓鞘病变为特点的自身免疫性疾病。临床表现为反复发作的神经功能障碍，多次缓解后复发，病情每况愈下。病变可累及脑白质、脊髓、脑干、小脑、视神经、视交叉。

## 一、临床表现

本病多发生于20~40岁，以急性或亚急性起病。病程长短不一，缓解和复发为本病的重要特征，另一部分患者症状呈持续性加重或阶梯样加重而无明显缓解过程。多发性硬化患者的体征多于症状是其重要的临床表现。

## 二、治疗

尚无特效治疗。治疗原则为控制发作，阻止病情发展，对症支持治疗。

## 三、观察要点

（1）应密切观察患者的言行，防止意外。无论哪种病理性行为，护理人员都应给予高度重视，发现有加重情况，应及时与医师联系，必要时请精神科会诊处置。

（2）排痰时注意观察患者痰液的性质、量，出现Ⅲ度感染时，应立即通知医师，给予相应的护理。

## 四、护理要点

### （一）常规护理

1.生活护理

给予患者功能位，并根据患者感觉缺失的部位和程度，定时给予翻身，并注意肢体的保暖。每日用温水擦洗感觉障碍的身体部位。注意患者肢体保暖但慎用暖水袋。

2.安全护理

（1）应向患者介绍入院环境，并将患者安排在离护士站较近且安静的病房，并把餐具、水、呼叫器、便器放在患者的视力范围内。

（2）如患者有精神症状，应给予必要的约束或由家人24h陪护。

（3）给视力下降、视物模糊的患者提供适当的照明。

（4）床单位使用气垫床和带棉套的床挡，防止压疮及患者坠床。保持床单位清洁、平整、干燥、无尘渣，防止感觉障碍的部位受损。

3.皮肤护理

由于患者卧床时间较长，又因膀胱功能障碍，皮肤护理非常重要。保持床单位清洁、平整、干燥、无尘渣，防止感觉障碍的部位受损。男性尿失禁患者可使用假性导尿，必要时给予留置导尿。留置导尿患者应每日进行会阴冲洗1次，每4h进行尿管开放1次，以训练膀胱功能。如出现尿疹或湿疹应立即请皮肤科会诊，随时给予药物针对性治疗。

4.饮食护理

（1）给予高蛋白、低脂、低糖、富含多种维生素、易消化、易吸收的清淡食物，并维持足够的液体摄入（每日大约2500mL），以保持体内充足的水分，使机体更好地消化和利用营养素。

（2）蛋白质在三餐食物中分配比例是：早餐占总热能的30%，午餐占45%~50%，晚餐占20%~25%。

（3）饮食中应含有足量的纤维素。纤维素有亲水性，能吸收水分，使食物残渣膨胀并形成润滑凝胶，在肠内易推进，并能刺激肠蠕动，有利于激发便意和排便反射，预防便秘的发生或减轻便秘的症状。

5.情感障碍的护理

有病理性情绪高涨或易激惹、易激动的患者应避免自伤或伤人行为，对其行为适当给予限制，采取隔离或保护，减少环境中的刺激因素，必要时可遵医嘱用药；教育患者家属及其看护者，使他们知道患者的行为是一种病理状态，以获得更多的社会支持；护理抑郁患者时需要耐心，应多给予肯定和鼓励，多陪伴患者，鼓励参加活动，多听收音机，创造良好的治疗环境，加强护患之间的交流，达到有效的沟通。

6.心理护理

应加强与患者的沟通，取得患者信赖，鼓励患者说出自己紧张、焦虑的原因，如疾病反复或迁延不愈等原因。满足患者的合理要求，医护人员主动帮助或协助照顾好患者。给患者讲解疾病知识，让年轻患者逐渐能够承受，并与家属做好沟通，尽可能让家属多做患者的心理工作。积极让患者参与制订护理计划，并鼓励患者自理。

（二）专科护理

1.视力障碍的护理

指导复视、视力减退和偏盲的患者使用适当的工具弥补视觉损害，向患者详细介绍住院的环境，并指导患者熟悉环境，介绍主管的医师、护士，解释呼叫系统并评估患者运用的能力。将日常用物放于患者易于取放的地方，同时应去除一些危险物品，如开水瓶、绳、刀等工具，有条件的医院可将患者安置在可水平升降的床位，夜间保持床在最低水平并支起护栏防护，在实施整体护理过程中，根据患者的受教育情况，建议患者使用放大镜读报，或使用大字的阅读材料和书，或听收音机。

2.留置尿管的护理

若确定患者必须留置尿管，说明患者的膀胱功能差，这时应选择大小与形态合适的尿管，按无菌操作原则留置导尿管并更换引流袋。一般使用气囊导尿管，其气囊（滞留球）内注入10~20mL（<30mL）的液体或气体，以防止尿管脱出；每日进行尿道口清洁、消毒，鼓励患者多饮水，2000~3000mL/d；指导患者及其家属排尿和膀胱功能训练的方法；告知患者尿路感染的有关症状和体征，如尿频、尿急、尿痛、尿液浑浊且有异味等，避免接头的反复打开，防止尿液向膀胱反流。

3.便秘的护理

（1）指导患者多饮开水，告知摄入充足的水分能达到软化粪便、刺激排便的目的。

（2）指导摄取足量的食物纤维，以促进肠蠕动。

（3）指导下腹部的轻柔按摩、穴位按压以及确定1个规律的排便时间，养成定时排便的习惯或帮助患者采用半蹲姿势，借助腹肌的动力作用排便等。

（4）严重便秘，粪块呈硬结时可行保留灌肠，如注入温矿物油，滞留20~30min后戴上润滑的手套，捣碎并弄出粪块。

（5）平时还可指导患者应用缓泄剂、使用栓剂等手段协助通便。

（6）注意告诉患者排便时间不能太长，勿过分用力。

4.促皮质素及糖皮质激素的药物护理

促皮质素及糖皮质激素是治疗多发性硬化的主要药物，它们具有抗感染和免疫调节作用，能控制急性病程和复发。因在急性期大剂量短程冲击疗法时可引起心律失常，应备好心电监护仪、除颤器的器械，必要时在监护下进行，因易出现如钠潴留、低钾、低钙等电解质和体液紊乱，应加强对血钾、血钠、血钙的监测及补钾的重要性认识，护士应了解静脉补钾的浓度，指导患者如何观察尿量，学会记录。由于口服10%氯化钾口感差，大多数患者拒绝口服或不能坚持，护士应加强与主管医师、患者及其家属的沟通，反复强调补钾的重要性，教会患者快速饮入或稀释后加糖的方法，改善口感，坚持服钾；此外该药还可能出现皮肤、胃肠道及骨骼肌系统的症状，应注意观察并记录。

5.免疫球蛋白的药物护理

免疫球蛋白为生物制剂，应于2~8℃或室温（不超过30℃）下存放。滴注速度在开始15min内应特别缓慢，后可逐渐加快至2mL/min（约为40滴）。输液过程中可偶见体温上升、呕吐、心率与血压波动等反应，可能与输液速度过快或个体差异有关，应立即停止输注并给予对症处理。

6.干扰素的药物护理

干扰素具有较强的抗病毒作用，可增强患者免疫细胞的抑制功能，多用于控制复发和进行型的多发性硬化患者。常见不良反应为皮下注射后流感样症状，可持续1~2d；注射局部可出现红肿、触痛，偶尔可引起白细胞减少、肝功能损害等。

7.知觉训练

（1）用砂纸、丝绸刺激触觉。

（2）用冷水、温水刺激温度觉。

（3）用针尖刺激痛觉。

8.功能锻炼

经常给患者做肢体按摩和肢体被动活动。为患者讲解活动的重要性，定时更换体位，操作时动作要轻柔。鼓励患者进行自主功能锻炼，帮助患者进行被动肢体活动，并保持关节功能位。恢复期鼓励患者并协助做渐进性活动：协助患者在床上慢慢坐起，坐在床边摆动腿数分钟，下床时有人搀扶或使用助行器。

9.防止并发症的发生

（1）防止误吸：管饲前应给予患者吸痰，头抬高15°~30°，并抽吸胃液，防止胃内残留液过多而引起反流导致误吸。

（2）肺炎：给予患者更换体位，定时进行翻身、叩背、排痰。给予雾化吸入，或使用叩背机，促使肺内深部痰液的及时排出。

（3）压疮：因患者出现运动障碍，应使用气垫床和带棉套的床挡，保持床单位清洁、平整、干燥、无尘渣。身体的骨突出部位应给予保护，温水擦背每日2次。

# 第四节　急性播散性脑脊髓炎

急性播散性脑脊髓炎是广泛累及脑和脊髓白质的急性炎症性脱髓鞘疾病，也称为感染后、出疹后或疫苗接种后脑脊髓炎。

## 一、临床表现

（1）多见于儿童，也可见于成人。症状常出现在感染或疫苗接种后1~3周（4~30d），多为散发，无季节性，病情严重。

（2）神经病学症状和体征与病变累及的部位有关。脑炎型首发症状为头痛、发热、意识模糊。脑膜受累出现头痛、呕吐和脑膜刺激征等。脊髓炎型常见受损平面以下部分或完全性截瘫或四肢瘫、上升性麻痹、传导束性感觉障碍、不同程度的膀胱及肠麻痹。

（3）急性坏死性出血性脑脊髓炎被认为是急性播散性脑脊髓炎的暴发型。

病情也更为凶险，病死率高。表现急起高热、头痛、意识模糊，或意识进行性加重，不全偏瘫或四肢瘫。

## 二、辅助检查

### （一）脑脊液检查

脑脊液检查所见是非特异的。脑脊液可表现为压力增高，中度淋巴细胞增多，蛋白轻至中度增加（一般＜1g/L）。以IgG增高为主，寡克隆区带多为阳性。

### （二）脑电图

脑电图一般为弥散性慢活动，偶也可正常。

### （三）CT

CT显示白质内弥散性多灶性大片斑片状低密度区。急性期呈明显增强效应。MRI可见脑和脊髓白质内散在多发的$T_1$低信号、$T_2$高信号区。特别是丘脑部位，有助于诊断。

### （四）细胞学检查

外周血可见白细胞增多，红细胞沉降率增快。

## 三、治疗

急性期应早期应用大剂量皮质类固醇抑制炎性脱髓鞘过程，减轻脑和脊髓的充血和水肿。静脉滴注甲泼尼龙每日500~1000mg，或地塞米松每日20mg冲击治疗，以后逐渐减量至口服。血浆置换或静脉给予免疫球蛋白，0.4g/（kg·d），连用3~5d，对重症患者有益。除上述治疗外，支持治疗非常重要。如体温、抽搐和颅内高压的控制，辅助呼吸，皮肤的保护，注意水、电解质平衡，以及避免合并感染的发生和控制都非常重要，为患者的恢复创造良好的条件。

## 四、护理要点

### （一）常规护理

**1.一般护理**

每2h监测1次生命体征，观察并记录患者的呼吸及呼吸形态，包括呼吸频率、深度、节律。监测患者缺氧状态，必要时给予鼻导管吸氧或面罩给氧，病情严重时可给予气管插管或气管切开等措施。

**2.日常护理**

定时翻身、叩背、吸痰，或使用振动排痰机叩背，促使患者易于咳嗽、咳痰，同时有利于气道的吸引和痰液的排出。

**3.安全护理**

（1）应向患者介绍入院环境，并将患者安排在离护士站较近且安静的病房，并把餐具、水、呼叫器、便器放在患者的视力范围内。

（2）如果患者有精神症状应给予必要的约束或由家人24h进行陪护。

（3）床单位使用气垫床和带棉套的床挡，防止压疮及患者坠床。保持床单位清洁、平整、干燥、无尘渣，防止感觉障碍的部位受损。

**4.体位护理**

协助患者采用舒适的体位，可给予头部抬高。保证患者维持有效的呼吸形态。

**5.心理护理**

鼓励患者及时、主动向护理人员表达自己的感受，如胸闷、气短、肢体的不适等，同时做好患者的心理护理。

**6.饮食护理**

（1）保证患者足够热量的供给，给予高蛋白、富含维生素、低纤维素、易消化饮食。尤其鼻饲停止改为普食前，应给予少食多餐，蛋羹、肉末面片、稠粥等半流软食，防止误吸。必要时给予肠外营养。

（2）患者进食时给予舒适卧位，并保证心情愉快，嘱患者进食时不要讲话，防止呛咳引起误吸。

（3）患者有吞咽困难、构音障碍，易出现进食呛咳、误吸等症状，疾病的危险期可给予鼻饲。患者进食情况改变后应立即停止鼻饲。进行鼻饲时应注意先予患者排痰，再给予患者头高位并偏向一侧，抽吸胃内残留液，大于150mL/次时应推延或停止进食1次，防止大量胃内容物的反流，引起误吸。

（4）定期评估患者的吞咽情况，尽早让患者减轻鼻饲的痛苦，同时减少胃肠道并发症的发生。

### （二）专科护理

**1.眼及视觉障碍的护理**

（1）对病情发展凶猛，出现眼球胀痛、前额疼痛、失明等症状的患者，应让患者卧床闭目休息，戴眼罩，并涂眼膏以保护暴露的角膜。

（2）对视力减退、限盲、偏盲患者，指导其使用适当的工具弥补视觉损伤。

（3）视物不清或复视时，尽量闭眼休息或双眼交替休息，使用字体较大的阅读材料和书籍等。

（4）给患者创造方便的活动环境，日常生活用品放在视觉较好的一侧，呼叫器置于患者手边等。

**2.提高患者的自理能力**

（1）为患者提供肢体活动的机会，进食、翻身、排尿、排便等简单床上活动在患者恢复期时尽量由其自理，对于颈髓受损的患者，应适当给予协助。

（2）对于高位截瘫患者应注意给予肢体功能位，尽量给予双下肢的内旋，首先防止压疮的发生，其次预防患者肢体失用综合征的发生。并给予肢体被动功能锻炼，防止肌肉萎缩。

**3.排泄功能的护理**

（1）程度严重的膀胱功能障碍出现尿潴留时应及时给予留置导尿，4h开放1次，以训练膀胱功能。注意定时消毒尿道口，更换引流袋，防止泌尿系感染。

（2）患者出现肠麻痹会导致便秘，甚至10d无排便，由于患者感觉缺失，并无异常，易出现肠梗阻，因此患者应长期小量服用缓泻剂，保证排便的正常。

**4.肢体及皮肤护理**

（1）因患者出现运动障碍，应使用气垫床和带棉套的床挡，保持床单位清洁、平整、干燥、无尘渣，防止感觉障碍的部位受损。身体的骨突部位应使用水球保护，并给予温水擦背每日2次，防止压疮的发生。

（2）给予患者功能位，防止患者的肢体功能缺失。并根据患者感觉缺失的部位和程度，定时给予翻身，并注意肢体的保暖。

（3）每日用温水擦洗感觉障碍的身体部位，以促进血液循环和感觉恢复。

（4）使用机械通气患者，做好呼吸机管路的护理，防止长时间管路置于患者胸前导致皮肤的擦伤。

（5）合并低蛋白血症、腹泻、水肿、贫血、糖尿病等并发症时，应密切监测患者的皮肤状况，保证皮肤的完整性。

5.防止并发症发生

做好针对皮肤、下呼吸道、泌尿系等部位的感染控制措施，防止出现感染后的高热等并发症。

## （三）健康指导

（1）为患者讲解有关疾病的知识，同时做好心理护理，让其接受现实，并积极配合治疗。

（2）向患者和家属进行激素药物的讲解，使其了解药物的不良反应及突然停药后的危险，合理使用药物。

（3）让患者及其家属了解饮食的护理，尤其针对排便情况，一定保障患者排泄的正常。

（4）讲解患者肢体活动的重要性，必要时做被动训练。定时翻身，教会家属翻身的手法和技巧，并训练和鼓励患者进行自主活动，增强自理能力。

（5）鼓励患者主动向医护人员表达自己的感受，如出现胸闷、气短、呼吸困难等异常情况。

# 第五节　视神经脊髓炎

视神经脊髓炎是视神经和脊髓同时或相继受累的急性或亚急性脱髓鞘病变。其临床特征为急性或亚急性起病，单眼或双眼失明，其前或其后数周伴发横贯性或上升性脊髓炎。本病的病因及发病机制还不清楚，可能与遗传因素及种族差异有关。

## 一、临床表现

### （一）视神经受损症状

急性起病，患者可在数小时或数日内，单眼视力部分或全部丧失，一些患者在视力丧失前1~2d感觉眼眶疼痛，眼球运动或按压时疼痛明显，眼底改变为视神经盘炎或球后视神经炎。亚急性起病患者，1~2个月症状达到高峰，少数呈慢性起病，视力丧失在数月内逐步进展，进行性加重。

### （二）脊髓受损症状

脊髓受累以胸段和颈段多见，表现为急性或亚急性起病的横贯性脊髓损害或上升样脊髓炎样表现。病损以下出现相应的感觉、运动和自主神经功能障碍。此外，有的患儿可伴有痛性痉挛和Lhermitte征（屈颈时，自颈部出现一种异常针刺感，沿脊柱向下扩散至股部或至足部）。

## 二、治疗

甲泼尼龙大剂量冲击疗法，继以泼尼松龙口服等对终止或缩短病程有一定的效果。另外，也可适当选用硫唑嘌呤、环磷酰胺等免疫抑制药。恢复期应加强功能锻炼及理疗。

## 三、观察要点

使用气垫床，每次翻身、皮肤护理时，均需查看患者皮肤有无硬结和颜色改变，预防压疮。

## 四、护理要点

### （一）常规护理

1.加强心理护理

鼓励患者保持良好的心态，树立战胜疾病的信心。

2.保持正常排泄

做好便秘、尿失禁、尿潴留的护理。

### （二）专科护理

1.视力障碍护理

帮助患者熟悉住院环境和生活环境。指导患者眼睛疲劳或有复视时尽量闭眼休息。给患者创造方便日常生活的环境，如使用大字的阅读材料和书籍，呼叫器置于患者手边等，必要时给予帮助。

2.预防并发症

注意保暖，避免受寒，取卧位并经常叩背，协助排痰。

# 第六章　呼吸系统疾病患者的护理

## 第一节　支气管扩张

支气管扩张是指因支气管及其周围肺组织的慢性炎症使管壁受损，导致支气管管腔扩张和变形的一种慢性化脓性炎症。临床特点是慢性咳嗽、大量脓痰和反复咯血。随着人民生活的改善，麻疹、百日咳疫苗的预防接种和抗生素的应用，本病的发病率已经明显下降。本病的基本病因是支气管肺组织感染和支气管阻塞，其中婴幼儿期支气管-肺组织感染是最常见的病因。另外，支气管结核、肿瘤及异物引起管腔狭窄及阻塞，也是导致支气管扩张的原因之一。治疗原则是控制感染，促进痰液的引流。必要时，行手术治疗。

### 一、病因

支气管扩张症可与很多疾病相关。可分为三组：与囊性肺纤维化相关、与其他肺部疾病相关和特发性支气管扩张症。在与其他肺部疾病相关的支气管扩张的病因中，各种感染、先天性或获得性的气管支气管异常改变、气道纤毛功能异常、先天或获得性免疫功能低下等，均可导致支气管扩张。

### 二、发病机制

支气管扩张症存在含软骨的近段支气管部分异常扩张。其发病机制主要与以下因素有关：①最初的病因可能多样，在慢性期出现气道的反复感染和慢性炎症是导致支气管扩张的主要机制；②在巨噬细胞和气道上皮细胞释放细胞因子的作用下，中性粒细胞聚集到肺部并释放弹性蛋白酶和胶原酶等导致支气管管壁的破坏；③支气管壁破坏后周围相对正常组织收缩力牵张受损气道导致特征性的气道扩张改变；④在病程较长的支气管扩张中，支气管周围的肺组织也会受到炎症破坏，从而导致弥散的支气管周围纤维化。

常见的受累部位与以下因素相关。①气管、支气管是一种倒置的树形结构，因为重力引流的关系，双肺下叶的后基底段及下叶其他部位是病变最常累及的部位；②上叶支扩通常发生在后段和尖段，通常原因是支气管内膜结核、变态反应性支气管肺曲霉菌病和囊性纤维化；③根据引起支气管扩张症的原因不同，支气管扩张可能发生在肺内任何部位。支气管扩张患者气道解剖学的改变所引起的最重要的功能改变是气管、支气管清除能力下降，使细菌容易在气道内生长。而气道内的反复感染加重了原有的支气管扩张，致使病情不断反复和进展。重症患者可以出现肺动脉高压，与肺循环血容量增加和肺泡低氧等因素有关。

支气管扩张症可导致肺功能异常。大多数患者功能检查提示不同程度的阻塞性的改变，也可能会有轻度的限制性通气功能障碍和弥散功能降低。由于通气-血流失衡和肺内分流的存在，大多数患者会存在轻度的低氧血症。少数患者会发展成为肺心病。

### 三、临床表现

支气管扩张可发生于任何年龄，常见于青少年，在中老年也不少见。很多支气管扩张患者在幼年曾有麻疹、百日咳或支气管肺炎的病史，一些支气管扩张患者可能伴有慢性鼻窦炎或家族性免疫缺陷病史。临床表现分为4种类型：快速进展型、缓慢进展型、惰性无症状型和以咯血为主型。

支气管扩张症患者的症状可以分为由支气管扩张本身引起的和由原发病变引起的两组症状。支气管扩张本身可以引起的症状有：慢性咳嗽、咳脓痰、发热、乏力和体重下降。咳痰的量和性状取决于病情轻重及是否合并感染。咳嗽通常发生于早晨和晚上，患者晨起时由于体位变化，痰液在气道内流动而刺激气道黏膜引起咳嗽和咳痰，痰液为脓性或黏液脓性。当合并急性感染时，咳嗽和咳痰量明显增多，痰液常呈黄绿色脓性，有厌氧菌感染者，常有臭味和呼出气恶臭。收集全日痰量并静置于玻璃瓶中，数小时后痰液可分离成3层：上层为黏液泡沫，中层为浑浊浆液，下层为脓液及坏死沉淀组织，此为典型支气管扩张的痰液改变，但现在已较少见。部分支气管扩张症患者中会出现呼吸困难。在支气管扩张患者中，如果反复发作者，常可出现咯血症状，通常咯血程度不重，表现为脓痰中带血丝，随病情的发展，咯血量由少到多，可出现反复大量咯血，咯血间隔时间由长到短。一些患者以咯血为首发表现，另一些患者无咳嗽和咳痰，而以咯血为唯一表现，称为干性支气管扩张症。

支气管扩张症如果反复继发感染，患者可有发热、咳嗽、咳痰、气急和咯血等症状。支气管扩张迁延不愈而反复发作者，可有食欲减退、消瘦和贫血。此外，重症支气管扩张患者由于支气管周围肺组织化脓性炎症和广泛的肺组织纤维化，可并发阻塞性肺气肿，也可产生上述症状。极其严重者，可导致心脏负担加重，甚或因心力衰竭而发生下肢水肿、腹腔积液形成和呼吸困难加重等。

支气管扩张患者的肺部体检可发现啰音，有时可闻到哮鸣音。部分患者有杵状指、发绀和多血质。可能会有鼻息肉或慢性鼻窦炎。体重下降和肺心病的体征多提示病情进展。

支气管扩张常见的并发症有反复的肺部感染、脓胸、气胸和肺脓肿等，小部分患者可出现肺心病。

## 四、护理评估

### （一）健康史

（1）询问患者幼儿期有无麻疹、百日咳、支气管肺炎迁延不愈的病史和呼吸道感染反复发作史。

（2）有无肺结核、慢性肺脓肿病史。

（3）有无肿瘤、异物、肿大淋巴结阻塞或压迫支气管病史。

（4）肺有无囊性纤维化、遗传性 $\alpha_1$-抗胰蛋白酶缺乏症、先天性免疫缺陷症等病史。

### （二）身体状况

1.症状

（1）慢性咳嗽、咳大量脓痰：咳嗽多为阵发性，与体位变化有关。晨起及晚间躺下时，咳嗽和咳痰增多。急性感染发作时，每天痰量可达数百毫升，将痰放置数小时后分3层：上层为黏液泡沫，中层为浆液，下层为脓性物和坏死组织。若合并厌氧菌感染，则痰及呼气时具有臭味。

（2）反复咯血：50%～70%的患者有不同程度的反复咯血，咯血量与病情严重程度、病变范围不完全一致，可由痰中带血到大咯血。少数患者平时无明显咳嗽、咳痰，而以咯血为唯一的症状，一般情况较好，临床称此类型为"干性支气管扩张"，其病变多位于引流良好的上叶支气管，常见于结核性支气管扩张。

（3）反复肺部感染：同一肺段反复发生感染并迁延不愈。

（4）慢性感染中毒症状：反复感染，可出现发热、乏力、食欲缺乏、消瘦和贫血等，影响儿童生长发育。

2.体征

早期或病变轻者，可无异常发现；病变严重或有继发感染者，常在病变部位，尤其在下胸、背部可闻到固定而持久的局限性湿啰音，有时可闻到哮鸣音。长期反复感染多伴有营养不良和肺功能障碍，并可见发绀和杵状指（趾）。

（三）心理-社会状况

由于疾病迁延不愈，患者极易产生悲观、焦虑心理；咯血时，自我感到生命受到威胁，会出现紧张，甚至极度恐惧心理。

（四）辅助检查

1.影像学检查

典型的X线表现为轨道征和卷发样阴影。感染时，阴影内出现液平面。胸部CT检查，显示管壁增厚的柱状扩张或成串、成簇的囊状改变。支气管造影可明确病变部位、性质、范围和程度，为手术治疗提供依据。高分辨CT已基本取代支气管造影。

2.纤维支气管镜检查

纤维支气管镜检查有助于发现患者出血的部位，鉴别腔内的异物、肿瘤或其他支气管阻塞的原因。

## 五、护理诊断

### （一）清理呼吸道无效

清理呼吸道无效与痰多黏稠、无效咳嗽、咳嗽无力有关。

### （二）有窒息的危险

有窒息的危险与痰多、痰液黏稠、大咯血而不能及时排出有关。

### （三）营养失调（低于机体需要量）

营养失调与反复感染导致机体消耗增加有关。

## 六、护理措施

### （一）一般护理

1.休息

急性感染或咯血时，应卧床休息；大咯血时，需绝对卧床，取患侧卧位。室内保持空气流通，温度、湿度适宜。

2.饮食护理

提供高热量、高蛋白和高维生素饮食，发热患者给予高热量流质或半流质饮食，避免刺激性饮食。鼓励患者多饮水，每天1500mL以上，稀释痰液。保持口腔清洁，咳嗽后及进食前后，用清水或漱口液漱口，以减少感染，并增进食欲。

### （二）心理护理

护理人员应以亲切的态度，多与患者交谈，介绍支气管扩张反复发作的原因及治疗进展，以帮助患者树立战胜疾病的信心，缓解其焦虑不安的情绪。咯血时，医护人员应陪伴及安慰患者，保持其情绪稳定。

### （三）病情观察

观察咳嗽、咳痰及痰量、颜色、气味以及与体位的关系，记录24h痰量；定期测量生命体征，记录咯血量。严重者，密切观察有无窒息先兆及窒息的发生，及时报告医师，并配合抢救。

### （四）对症护理

1.注意排痰及体位引流

指导患者有效咳嗽及正确排痰的方法，对痰量多或痰液黏稠者，需进行体位引流。

2.咯血的护理

（1）休息：少量咯血，宜静卧休息；大量咯血，应绝对卧床休息。协助患者取患侧卧位，有利于健侧通气，对肺结核患者而言还可防止病灶向健侧扩散。

（2）饮食护理：大量咯血者暂禁食，小量咯血者给少量温凉流质饮食，避免饮用浓茶、咖啡、酒等刺激性饮料。多饮水，多食富含纤维素的饮食，以保持大便通畅。

（3）当发现患者大咯血时，护士应守护在床旁，使患者有安全感。解释咯血的原因，安慰患者，说明情绪放松有利于止血，屏气非但无助于止血，且会诱发喉头痉挛，使血液引流不畅而发生窒息。密切观察患者咯血的量、次数，监测血压、脉搏、呼吸、心率、神志等变化，一旦发现窒息征兆，立即报告医师，并协助抢救。

（4）遵医嘱使用加压素（别名：垂体后叶激素），宜缓慢静脉推注或静脉滴注。用药过程中和用药后需注意观察患者有无恶心、便意、心悸、腹痛等不良反应。高血压、冠心病、心力衰竭、妊娠者慎用或禁用。对烦躁不安者常应用地西泮5～10mg肌内注射或10%水合氯醛10mL，保留灌肠，但禁用吗啡、哌替啶。大咯血伴剧烈咳嗽时，常用小剂量止咳剂，年老体弱、肺功能不全者慎用。

（5）发现窒息先兆或窒息者，立即置患者于头低足高45°俯卧，脸侧向一边，轻叩背部。用手指缠上纱布将咽喉、鼻腔内血凝块清除。若效果不明显，用鼻导管接吸引器置入气管内抽吸，以清除呼吸道内积血。否则，行气管置管或气管镜直视下吸取血块。气管血块清除后，若患者自主呼吸未恢复，应行人工呼吸，给高流量吸氧，遵医嘱应用呼吸中枢兴奋剂，监测血气和凝血机制，密切观察病情，警惕窒息的再次发生。

（6）积极防治原发病，避免精神因素的刺激、活动过度和受凉等诱因，保持情绪稳定，配合治疗。给予高蛋白、高热量、高维生素和易消化饮食，保持大便通畅。学会自我监测病情，定期随访。

### （五）用药护理

遵医嘱使用抗生素、祛痰剂、支气管舒张剂和止血药，掌握药物剂量和用法，观察药物疗效及不良反应。

## 七、健康教育

### （一）疾病知识介绍

向患者及其家属介绍疾病发生、发展、治疗和护理等方面的知识，说明防治百日咳、麻疹、支气管肺炎、肺结核等呼吸道感染的重要性。及时清除上呼吸道慢性感染灶（如龋齿、扁桃体炎、鼻窦炎）。避免受凉，预防感冒。戒烟，减少刺激性气体的吸入。

### （二）保健知识指导

注意口腔卫生，可用复方硼酸液漱口，一天数次。痰液须经灭菌处理，痰具用消毒液浸泡或煮沸消毒。学会自我监测病情，掌握有效咳嗽、胸部叩击、雾化吸入和体位引流的方法。了解抗生素的作用、用法和不良反应。

### （三）给予生活指导

生活起居要有规律，注意劳逸结合，强调营养补充对机体康复的重要性，使患者能主动摄入必需的营养素，每天总热量以12552kJ（3000kcal）为宜，以增强机体的抗病能力。鼓励患者参加体育锻炼，增强体质。

## 八、体位引流的护理

体位引流是将患者安置于适当体位，利用重力引流，特别需要引流的肺段同时借咳嗽或抽吸技术来清除分泌物。

### （一）适应证

（1）慢性支气管炎、支气管扩张、肺脓肿等有大量痰液而排出不畅者。

（2）支气管碘油造影术前和术后。

## （二）禁忌证

（1）呼吸功能不全，有明显呼吸困难和发绀者。

（2）近1～2周内曾有大咯血史者。

（3）严重心血管疾病、高龄患者不能耐受者。

## （三）操作前准备

**1.患者准备**

向患者解释体位引流的目的、操作过程和注意事项。了解有无适应证和禁忌证。协助患者进行胸部X线检查，明确病变位置。

**2.环境准备**

安静、整洁、空气清新，温度、湿度适宜。

**3.用物准备**

靠背架、小饭桌、纱布、痰杯、漱口水、吸引器及复苏设备。

## （四）操作方法及护理配合

**1.安置体位**

使病肺处于高处，引流支气管开口向下。

**2.指导有效引流**

指导患者做有效咳嗽。无力咳痰时，辅以背部叩击等措施；对痰液黏稠者，引流前15min先遵医嘱用生理盐水超声雾化吸入或用祛痰剂如氯化铵、溴己新等稀释痰液，提高引流效果；引流时间可从每次5～10min逐渐延长到每次15～30min，每天2～3次；观察患者反应，如有面色苍白、发绀、心悸、出汗、呼吸困难和咯血等异常表现，应立即停止引流。

## （五）操作后护理

**1.一般护理**

安置患者休息，给予清水或漱口液漱口。

2.病情观察

记录排出的痰量及性质。必要时送检。复查生命体征、肺部体征，观察引流效果。

## （六）注意事项

（1）引流宜在餐前1h进行，因饭后易致呕吐。

（2）引流的体位不宜刻板执行，应采用患者能够接受而又易于排痰的体位。

# 第二节　急性上呼吸道感染

急性上呼吸道感染（简称上感）是指鼻、咽、喉部急性局限性炎症的总称，也是呼吸道常见的一种传染病。多数由病毒感染所致，少数由细菌感染引起。

## 一、病因及发病机制

急性上呼吸道感染大多数由病毒感染引起，主要有鼻病毒、流感病毒、副流感病毒、埃可病毒、腺病毒、麻疹病毒、柯萨奇病毒等。少数由细菌直接感染或继发于病毒感染之后，主要为溶血性链球菌，其次为流感嗜血杆菌、肺炎链球菌、葡萄球菌等。常因受凉、淋雨、过度劳累等因素诱发。病原体主要通过飞沫传播，也可因接触患者而传染。

## 二、临床表现

### （一）症状与体征

1.普通感冒

以鼻咽部炎症为主，最常见的病原体是鼻病毒。起病较急，早期有咽部干痒或烧灼感，数小时后出现鼻塞、流清水鼻涕。2～3d后鼻涕变稠，可伴咽痛、流泪、声音嘶哑、咳嗽，一般无全身症状或仅有低热、畏寒伴头痛、全身乏力。可见鼻、咽部黏膜充血水肿，有较多分泌物。多无并发症，一般经5～7d痊愈。

2.急性咽喉炎

以咽喉部炎症为主，多由鼻病毒、腺病毒、流感病毒等引起。临床特征为咽部发痒和灼热感，轻而短暂的咽痛。合并链球菌感染时，常有咽下疼痛，并伴有发热、乏力。急性病毒性喉炎的临床特征为声嘶、说话困难、咳嗽、喉部疼痛，伴有发热。可见咽部充血，咽后壁淋巴滤泡增生，颌下淋巴结肿大和触痛。

3.扁桃体炎

以咽、扁桃体炎症为主，多由溶血性链球菌感染引起，起病急，有畏寒、发热，体温可达39℃以上。咽痛明显，头痛、全身乏力。可见咽部明显充血，扁桃体充血肿大、表面有黄色点状渗出物，颌下淋巴结肿大有压痛。

## （二）并发症

病程常在1周左右。若患者延缓治疗或机体免疫力差，细菌性炎症可从鼻咽部蔓延导致鼻窦炎、中耳炎、支气管炎。部分患者可继发风湿病、肾炎或心肌炎等。

## 三、辅助检查

### （一）血液检查

病毒感染时，白细胞计数正常或偏低，淋巴细胞比例升高。细菌感染时白细胞总数及中性粒细胞增加。

### （二）病毒和细菌的检测

通过对病毒或病毒抗体的检测，可判断病毒的类型。细菌培养可判断细菌类型和进行药敏试验。

## 四、诊断要点

（1）有受凉或与上感患者接触史。

（2）有咽痛、鼻塞、流鼻涕、打喷嚏、全身乏力、发热等症状。

（3）体格检查鼻、咽部黏膜充血水肿，咽后壁淋巴滤泡增生，扁桃体充血肿大。

（4）结合周围血常规检查、病毒抗体检测、细菌培养可确定病因。

## 五、治疗要点

治疗原则：对症治疗，控制感染，缩短病程，促进痊愈。

### （一）抗感染治疗

细菌感染者合理选用抗生素，如青霉素、红霉素、螺旋霉素或磺胺药物治疗。若单纯病毒感染，可选用金刚烷胺、吗啉胍抗病毒治疗。

### （二）中药治疗

常用中成药有板蓝根冲剂、清热解毒口服液、银翘解毒丸、桑菊感冒片。高热患者可加黄芩。

## 六、护理评估

### （一）健康史

询问患者以往健康状况，了解患者的生活起居、家庭环境和生活习惯及周围人群的健康状况；了解上呼吸道感染临床类型，有无咳嗽、发热，全身症状是否明显，以往采取何种治疗措施。

### （二）身体状况

询问患者发病后的主要表现，观察体温、脉搏、呼吸变化；重点询问有无头痛、全身乏力、咽痛、咽下痛等；体检咽喉有无急性充血，咽后壁有无滤泡，有无声嘶、发音困难，有无扁桃体充血肿大等。

### （三）心理及社会因素

因上感引起全身症状明显，并发症较多，常影响工作和学习。评估时注意患者的心理状态，有无焦虑、不安情绪等，是否能积极配合治疗与护理。

### （四）辅助检查

周围血常规有无异常，淋巴细胞是否升高。

## 七、护理诊断

（1）体温过高：与病毒、细菌感染有关。
（2）疼痛：咽喉干痒或疼痛，与上呼吸道炎症有关。
（3）知识缺乏：缺乏疾病预防保健知识。

## 八、护理措施

### （一）一般护理

高热患者应卧床休息，保持室内空气新鲜流通，调节适宜的温度（18~22℃）、湿度（50%~60%）。给予高热量、高维生素的流质或半流质饮食，鼓励患者多饮水，对年老体弱者高热后水分丧失过多，可通过静脉输液补充水分，加速毒素的排泄，维持水、电解质的平衡。

### （二）降温

超过38.5℃须进行物理降温，如头部冷敷，冰袋置于大血管部位，温水或乙醇擦浴，4℃冷盐水灌肠等，注意30min后应复查体温并记录。必要时遵医嘱给予药物降温。高热患者应注意观察体温变化，每4h测1次体温、脉搏、呼吸并详细记录。

### （三）减轻咽喉疼痛

用淡盐水口咽部含漱或含服消炎喉片；声嘶者可行局部雾化疗法；鼻塞、流涕者可用1%麻黄碱或萘甲唑啉滴鼻；细菌感染时，可根据病原菌选用敏感的抗菌药物，常选用青霉素、第一代头孢菌素、氧氟沙星等。

## （四）对症护理

发热患者由于唾液腺分泌减少，口腔黏膜干燥，机体抵抗能力下降，易引起口腔黏膜损伤或口腔感染，应鼓励多漱口，保持口腔湿润和舒适，口唇干裂时可涂护唇油保护；退热时，患者常有大汗淋漓，要及时擦干汗液，更换清洁、干燥衣服和被褥；对年老体弱的患者，应注意观察脉搏、血压变化，防止患者发生虚脱。

## （五）心理护理

在与患者的接触中针对病因做必要的解释，使患者了解上呼吸道感染的有效防治措施，消除患者的焦虑和不适感，积极配合治疗，促进身心康复。

## 九、护理评价

（1）体温是否降至正常范围，降温过程中有无出汗过多或虚脱。

（2）不适感有无减轻或消失。

（3）能否说出上感的预防保健知识。

## 十、健康指导

（1）积极开展体育锻炼，增强机体抵抗力，增加机体耐寒能力，如冷水洗脸、坚持冷水浴等。

（2）生活规律，劳逸结合，避免受凉、淋雨、过度疲劳等诱发因素。劝告患者不要吸烟，在流行季节，尽量少去公共场所。不凌空咳嗽或打喷嚏，可用卫生纸或手帕遮掩并及时洗手，防止病原体向外传播。

（3）在可能或已有上呼吸道感染患者的室内应用食醋 $5 \sim 10 mL/m^2$ 加等量水稀释，关闭门窗加热熏蒸，1次/d，连续3次。

（4）必要时可采取预防措施，如流感疫苗行鼻腔喷雾，口服板蓝根冲剂，3次/d，1包/次，口服3d；或用贯众、野菊花、桑叶等中草药熬汤服用。

# 第三节　肺炎

肺炎是指各种原因引起的终末气道、肺泡和肺间质的炎症，为呼吸系统常见病。病原微生物感染、理化因素、免疫原性损伤等均可引起肺炎。老年人或免疫功能低下者并发肺炎的病死率高。

## 一、病因及发病机制

正常情况下，由于局部防御功能的正常发挥，可使气管隆凸以下的呼吸道保持无菌状态。当个体局部或全身免疫功能低下及病原体数量增多、毒力增强时，病原菌被吸入下呼吸道，并在肺泡内生长繁殖，导致肺泡毛细血管充血、水肿、炎细胞浸润和渗出，引起系列临床症状。常见的病原菌有肺炎链球菌、葡萄球菌、肺炎支原体、肺炎衣原体、病毒等。除了金黄色葡萄球菌、铜绿假单胞菌和肺炎克雷白杆菌等可引起肺组织的坏死性病变容易形成空洞外，肺炎治愈后多不留瘢痕，肺的结构与功能可恢复。

病原菌可通过以下途径入侵：口咽部定植菌吸入；周围空气中带菌气溶胶的直接吸入；由菌血症引起的血行感染；邻近感染部位直接蔓延至肺。分类如下。

### （一）按病因分类

分为：

（1）细菌性肺炎。

（2）病毒性肺炎。

（3）真菌性肺炎。

（4）其他病原体所致肺炎。

（5）理化性因素所致肺炎。

## （二）按解剖学分类

分为：

（1）大叶性肺炎。

（2）小叶性肺炎。

（3）间质性肺炎。

## （三）按感染来源分类

分为：

（1）社区获得性肺炎。

（2）医院获得性肺炎。

## 二、临床表现

### （一）症状与体征

多数肺炎患者起病急骤，有高热、咳嗽、咳痰症状，不同类型的肺炎痰液有所区别，当炎症累及胸膜可出现胸痛，常伴随全身毒性症状，如疲乏、肌肉酸痛、食欲缺乏等。

### （二）并发症

1.感染性休克

病原菌入侵使微循环和小动脉扩张，有效血容量锐减，周围循环衰竭而引起感染性休克的表现。

2.低氧血症

炎症使肺泡通气量减少，动脉血二氧化碳分压升高，动脉血氧分压降低，肺内气体交换障碍引起低氧血症，可出现呼吸困难、发绀等症状。

3.肺脓肿

肺部炎症的激化，可形成肺脓肿，咳出大量脓痰或脓血痰，有臭味。

4.肺不张

多见于年老体弱、长期卧床者，由于无力咳嗽，痰液阻塞气道，引起肺组织萎缩。小面积肺不张症状不明显，严重肺不张可引起呼吸困难、阵发性咳嗽、胸痛、发绀。

### 5.支气管扩张

肺炎病程超过3个月者为慢性肺炎，由于长期咳嗽、气道受阻，支气管弹力纤维受损，引起支气管扩张变形，支气管扩张加重肺炎呼吸道症状，引起恶性循环。

## 三、诊断要点

典型的临床表现结合辅助检查可以确诊。

### （一）症状和体征

典型的肺炎症状和体征，如高热、胸痛、咳嗽、咳痰等。

### （二）辅助检查

（1）外周血白细胞检查。

（2）病原学检查。

（3）胸部X线检查。

（4）血清中特异性抗体检测。

## 四、治疗要点

治疗原则：抗感染和对症治疗。

### （一）抗感染

根据不同的感染类型，个体化应用抗生素，重症者尤其强调早期、联合、足量、足疗程、静脉给药。用药疗程：至体温恢复正常和呼吸道症状明显改善后3~5d停药。

病毒感染者给予对症治疗，加强支持疗法，防止并发症的发生。中毒症状明显者，如严重呼吸困难、感染性休克、呼吸衰竭等，可应用肾上腺皮质激素。

### （二）对症治疗

注意纠正酸碱平衡紊乱，改善低氧血症。

## 五、护理评估

### （一）健康史

询问既往健康状况，有无呼吸道感染史，糖尿病等慢性病史，有无着凉、淋浴、劳累等诱因，有无吸烟等不良生活方式，本次发病的症状、体征如何，做过何种治疗等。

### （二）身体状况

观察呼吸的频率、节律、型态、深度，有无呼吸困难，胸部叩诊有无实音或浊音，听诊有无啰音和胸膜摩擦音，有无咳嗽，痰液的性质如何，意识、体温和血压有无异常等。

### （三）心理及社会因素

了解患者对疾病知识的了解，情绪状态，社会支持度。

### （四）辅助检查

X线胸片有无空洞，有无肺纹理改变及炎性浸润；血液白细胞计数有无增多，中性粒细胞有无异常；痰培养有无细菌生长，药敏试验结果等。

## 六、护理诊断

（1）体温过高：与肺部感染有关。
（2）清理呼吸道无效：与痰多、黏稠、咳痰无力有关。
（3）疼痛：胸痛与频繁咳嗽、炎症累及胸膜有关。
（4）潜在并发症：低氧血症、感染性休克与感染有关。

## 七、护理措施

### （一）一般护理

为患者创造良好的室内环境。注意保暖，卧床休息，呼吸困难者可采取半坐卧位，增强肺通气量。给予"三高"饮食，鼓励多饮水，酌情补液，病情危重、高热者可吃清淡易消化半流质饮食。加强口腔护理，预防口腔感染。

## （二）病情观察

定时测量生命体征，观察意识状态、有无休克先兆，如有四肢发凉，体温下降，无烦躁不安或反应迟钝等表示病情加重。观察记录尿量、尿pH值和尿比重。军团菌释放毒素可引起低血钠等，应定期检查患者血电解质、尿常规及肾功能。

## （三）对症护理

**1.指导有效咳嗽技巧，减轻疼痛**

痰液黏稠不易咳出或无力咳出时，可协助叩背、体位引流、雾化吸入、应用祛痰药，促进排痰，保持呼吸道通畅。胸痛时可用宽胶布固定患侧胸部或应用止痛药以减轻疼痛。

**2.给予氧气吸入**

提高血氧饱和度，改善呼吸困难症状。对于肺水肿患者，应在湿化瓶中加入50%乙醇，以降低肺泡表面张力，使泡沫破裂，改善气体交换，缓解症状。

**3.休克患者的护理**

立即采取去枕平卧、下肢略抬高，严密观察生命体征，迅速建立两条静脉通路。补液原则是先盐后糖，先快后慢，见尿加钾的原则。一条通路快速补充血容量，根据医嘱给予右旋糖酐-40或葡萄糖盐水和抗生素，注意掌握输入量和速度，防止发生肺水肿；另一条通路输入血管活性药物，根据血压调节药物浓度和滴速，血压应维持在12.0～13.3/8.0～9.3kPa（90～100/60～70mmHg），脉压应超过2.7kPa（20mmHg）。

**4.高热护理**

对症处理，体温低下者应给予保暖；高热者给予物理降温，药物降温使体温降至37～38℃即可，避免出汗过多引起虚脱。

## （四）用药护理

密切观察药物疗效及不良反应。静脉输液过程中，注意配伍禁忌，控制好输入量和速度，防止肺水肿的发生。红霉素为治疗军团菌肺炎的首选药，可以口服，也可静脉滴注，常见药物不良反应为恶心、呕吐等胃肠道不适感，应慢速滴入，避免空腹用药。注意观察有无二重感染的迹象发生。

### （五）心理护理

多数肺炎患者起病急骤，对其身体和生活造成很大影响，当病因不明诊断未出的情况下，对患者采取相应的隔离措施尤其会引起患者恐慌，因此，对该类患者的解释应透彻，并给予必要的心理干预。

### （六）标本采集

清晨咳痰前，给予多贝尔液含漱2～3次，再用生理盐水漱口，指导患者深吸气后，用力咳嗽，将来自下呼吸道的痰液直接吐入无菌容器中加盖，2h内尽快送检。血液标本应在应用抗生素前进行，采血量应在10mL以上，寒战、高热期采血阳性率高。

### （七）其他

发现可疑发热患者应及时采取呼吸道隔离，防止交叉感染。

## 八、护理评价

（1）体温是否恢复正常。

（2）有无掌握咳痰技巧，能否有效咳嗽、咳痰，呼吸是否顺畅。

（3）胸痛是否缓解。

（4）有无并发症，能否及时发现并发症的先兆，是否能及时配合处理。

## 九、健康指导

避免过度疲劳、淋雨，季节交换时避免受凉，感冒流行时少去公共场所；纠正不良生活习惯，戒烟、避免酗酒，积极参加体育锻炼，增强机体抵抗力；保持口腔卫生，预防上呼吸道感染，及时、彻底治疗呼吸道及其他部位的感染病灶；肺炎易感者，可接受疫苗注射。

# 十、分类

## （一）肺炎链球菌肺炎

肺炎链球菌肺炎是由肺炎链球菌感染所引起的肺炎。本病多发于冬季和初春，约占社区获得性肺炎的半数，青壮年男性发病率高。肺炎链球菌为口腔和鼻咽部的正常定植菌株，当机体抵抗力下降，协同受凉、疲劳、饥饿、长期卧床等诱因时，病菌入侵，在肺泡内繁殖滋长，引起肺泡壁水肿，白细胞和红细胞渗出，经cohn孔向肺的中央部分蔓延，使病变呈肺段或肺叶急性炎性实变。由于病变始于外周，因而叶间分界清楚。典型病理分期为充血期、红色肝变期、灰色肝变期、消散期，抗生素应用后，肺炎发展至整个大叶性炎症已不多见，典型的肺实变则更少，而以肺段性炎症居多。肺炎球菌不产生毒素，一般情况下，不引起原发性组织坏死或形成空洞，病变消散后肺组织结构无损坏，不留纤维瘢痕。

1.临床表现

（1）症状和体征：病情轻重存在个体差异。典型的表现为起病急骤，寒战、高热，呈稽留热；约75%的患者有胸痛，咳嗽和吸气时加重，如炎症累及膈面胸膜时，可有同侧上腹部或肩部放射性疼痛。初期有刺激性干咳，有少量白色黏液痰或带血丝痰，1～2d后可咳出铁锈色痰。肺泡实变可引起通气不足，且胸痛限制呼吸而引起呼吸困难，重者动脉血氧饱和度下降，皮肤、口唇发绀。可伴随头痛、肌肉酸痛、食欲缺乏、呕吐、腹泻、腹胀等全身症状。严重感染可有神志不清、谵妄或昏迷等神经系统症状。

患者呈急性病容，常伴口唇单纯疱疹，病变广泛时可有发绀。早期病变有胸廓呼吸运动幅度减小，叩诊有轻度浊音，呼吸音减弱，累及胸膜可闻及捻发音和胸膜摩擦音。肺大片实变时，叩诊浊音增强，触觉语颤增强，可闻到支气管呼吸音。消散期可闻到湿啰音。

本病自然病程为1～2周，发病5～10d，发热可自行消退；使用抗生素治疗体温可在1～3d恢复正常，其他症状和体征随之逐渐消失。

（2）并发症：已少见。严重感染中毒症状者可发生感染性休克，其他并发症有胸膜炎、脓胸、肺脓肿等。

2.辅助检查

（1）血液检查：白细胞计数多在（10～40）×10⁹/L，中性粒细胞比例增多, 高达80%以上, 伴核左移, 细胞内可见中毒颗粒, 老年人、免疫力低下者白细胞计数增高不明显。

（2）痰液检查: 痰培养和涂片做革兰染色及荚膜染色镜检可找到致病菌, 抗生素治疗前血培养可呈阳性。

（3）X线胸片: 早期仅有肺纹理增粗或病变肺段模糊, 肺发生突变可显示大片阴影, 并可见支气管气道征。消散期, 阴影可完全消散, 少数病例肺泡内纤维蛋白吸收不完全, 可形成机化性肺炎。

3.诊断要点

疾病发生于冬春两季, 突发寒战、高热、胸疼、咳嗽和咳铁锈色痰。肺部叩诊浊音, 语颤增强, 听诊可闻及管状呼吸音和湿啰音。实验室检查白细胞增多, 核左移、痰涂片及培养发现致病菌。X线检查显示病变肺段炎性阴影等, 即可确诊。

4.治疗要点

首选青霉素。症状轻者, 青霉素80万U, 肌内注射, 每日3次。症状重者, 给予青霉素240万~480万U, 静脉滴注, 并发脑膜炎时, 剂量可增至1000万~3000万U, 分4次静脉滴注, 每次1h内滴完, 以维持有效血浓度。或选用第1代或第2代头孢菌素, 如头孢唑林、头孢孟多等。对青霉素及头孢类药物过敏者, 可用红霉素每日1.5g静脉滴注, 或林可霉素每日2g静脉滴注。此外, 结合相应的支持疗法, 卧床休息, 补充营养, 多食富含维生素的水果、蔬菜, 发热患者多饮水, 补充液体。有呼吸困难者吸氧, 腹胀明显者给予肛管排气, 及时给予退热、止咳祛痰等对症处理, 禁用抑制呼吸的镇静药。

## （二）葡萄球菌肺炎

葡萄球菌肺炎是由葡萄球菌引起的急性化脓性肺部炎症。起病急骤, 早期可有循环衰竭, 治疗不及, 病死率高。常发生于糖尿病、血液病、艾滋病或患有支气管肺疾病者。儿童患流感或麻疹时易并发肺炎。此外, 皮肤感染病灶中的葡萄球菌经血液循环到肺部, 可引起多处肺实变、化脓及组织坏死。葡萄球菌为革兰染色阳性球菌, 其致病物质主要是毒素与酶, 具有溶血、坏死、杀白细胞及血管痉挛等作用。致病力可用血浆凝固酶来测定, 金黄色葡萄球菌凝固酶为阳性, 因而致病力较强, 是化脓性感染的主要原因。

1.临床表现

（1）症状与体征：起病急骤，体温高达39～40℃，胸痛，咳脓痰，量多，带血丝或呈脓血状，全身毒性症状明显，病情严重者可早期出现周围循环衰竭。老年人症状可不典型。血源性葡萄球菌肺炎常有局部感染或侵入性治疗史，较少咳脓痰。早期阳性体征不明显，与严重中毒症状和呼吸道症状不一致，其后可出现两肺散在湿啰音。病变较大或融合时可有肺实变体征。

（2）并发症：多并发肺脓肿、肺气囊肿和脓胸。

2.辅助检查

血液检查：白细胞计数增高，中性粒细胞比例增高，核左移；X线胸片：显示肺段或肺叶实变，可形成空洞或呈小叶状浸润，其中有单个或多发的液气囊腔，X线阴影的易变性可表现为一处炎性浸润消失而另有新病灶的出现。

3.诊断要点

根据全身毒血症状，咳嗽、脓血痰、白细胞计数增高、中性粒细胞比例增加、核左移、中毒颗粒和X线表现，可初步诊断。细菌学检查结果可作为确诊依据。

4.治疗要点

治疗原则为早期清除原发病灶，抗感染治疗，加强支持疗法。抗生素的选择应参考药物敏感试验结果。由于金黄色葡萄球菌对青霉素高度耐药，因而应选用耐青霉素酶的半合成青霉素或头孢类药物，如苯唑西林钠、氯唑西林等，联合氨基糖苷类药可增强疗效。

## （三）克雷白杆菌肺炎

克雷白杆菌肺炎是由肺炎克雷白杆菌引起的急性肺部炎症，也称肺炎杆菌肺炎。多见于老年、营养不良、慢性酒精中毒、已有慢性支气管-肺疾病和全身衰竭的患者。为院内获得性肺炎的重要致病菌，病死率较高。肺炎克雷白杆菌属革兰阴性杆菌，为上呼吸道和肠道寄居菌，有荚膜，当机体抵抗力降低时，可在肺泡内生长繁殖，引起组织坏死、液化，形成单个或多发性脓肿。

症状与其他肺炎类似，典型病例痰液呈黏稠脓性、量多、带血，灰绿色或红砖色、胶胨状，无臭味。可有发绀、气急、心悸，可早期出现休克。X线显示肺叶或小叶实变，有多发性蜂窝状肺血脓肿，叶间隙下坠。老年体衰患者有急性肺炎、中毒性症状严重且有血性黏稠痰者须考虑本病。确诊有待于痰的细菌学检查，并与其他肺炎相鉴别。

本病一经确诊应及早用药。首选氨基糖苷类药物，如庆大霉素、卡那霉素、阿米卡星等，重症者联合使用头孢菌类药物。应加强支持疗法，免疫力降低者容易发生菌血症，预后差。

### （四）军团菌肺炎

军团菌肺炎主要是嗜肺军团杆菌感染引起的以肺炎为主的全身性疾病。多数病例为散发性。军团杆菌又称军团菌，为革兰阴性杆菌，存在于水和土壤中，可通过供水系统、空调或蒸汽吸入进入呼吸道引起感染。多发生于夏末和秋初，吸烟、酗酒和应用免疫抑制者多见。

典型病例起病慢，潜伏期一般为2～10d，前期可有倦怠、发热、头痛和咳嗽。随后出现高热、头痛，咳嗽加剧，咳黏液样血丝痰，一般无脓痰，可有消化道症状，腹泻、呕吐等。重者可出现嗜睡等神志改变和呼吸衰竭。患者呈急性病容，可有相对缓脉、湿啰音等体征，重症者有肺部实变体征和胸部摩擦音。早期X线胸片显示片状肺泡浸润阴影，随病情进展，可出现肺段、叶实变征象，伴多发性圆形致密影。实验室检查白细胞计数增高、核左移、血沉快，可有低血钠，肝功能试验异常，肾功能受损者有镜检血尿等。

除支持疗法外，临床治疗首选红霉素，每日1～2g，分4次口服，重症者静脉给药，必要时应用利福平，疗程应超过3周，防止复发。

# 第四节　肺结核

肺结核是由结核分枝杆菌感染引起的肺部慢性传染性疾病。排菌患者为重要传染源，病原菌通过呼吸道传播感染，当机体抵抗力降低时发病。可累及全身多个脏器，以肺部感染最为常见。发病以青壮年居多，男性多于女性。结核病为全球流行的传染病之一，是传染疾病的主要死因。结核病在我国仍属于需要高度重视的公共卫生问题。

## 一、病因及发病机制

### （一）结核菌

肺炎致病菌为结核分枝杆菌，又称抗酸杆菌。可分为人型、牛型、非洲型和鼠型4类，引起人类感染的为人型结核分枝杆菌，少数为牛型菌感染。结核菌抵抗力强，在阴湿处能生存5个月以上，但在烈日暴晒下2h，或5%～12%甲酚（来苏水）接触2～12h，或70%乙醇接触2min，或煮沸1min，都可被杀死。该病原菌有较强的耐药性，最简单灭菌方法是将痰吐在纸上直接焚烧。

### （二）感染途径

肺结核通过呼吸道传染，患者随地吐痰，痰液干燥后随尘埃飞扬；病原菌也可通过飞沫传播，免疫力低下者吸入传染源喷出的带菌飞沫可发病。少数患者可经饮用未消毒的带菌牛奶引起消化道传染。其他感染途径少见。

### （三）人体反应性

机体对入侵结核菌的反应有两种。

1.免疫力

机体对结核菌的免疫力分非特异性和特异性免疫力两种。后者通过接种卡介苗或感染结核菌后获得免疫力。机体免疫力强可不发病或病情较轻，免疫力低下者易感染发病，或引发原病灶重新发病。

2.变态反应

结核菌入侵4～8周后，机体针对致病菌及其代谢产物所发生的变态反应，属Ⅳ型（迟发型）变态反应。

### （四）结核感染及肺结核的发生发展

1.原发性结核

初次感染结核，病菌毒力强、机体抵抗力弱，病原菌在体内存活并大量繁殖引起局部炎性病变，称原发病灶。可经淋巴引起血行弥散。

## 2.继发性结核

原发病灶遗留的结核分枝杆菌重新活动引起结核病，属内源性感染；由结核分枝杆菌再次感染而发病，由于机体具备特异性免疫力，一般不引起局部淋巴结肿大和全身弥散，但可导致空洞形成和干酪性坏死。

### （五）临床类型

#### 1.Ⅰ型肺结核（原发性肺结核）

多发生于儿童或边远山区、农村初次进入城市的成人。初次感染肺结核即发病，以上叶底部、中叶或下叶上部多见，X线典型征象为哑铃形阴影。通常病灶逐渐自行吸收或钙化。

#### 2.Ⅱ型肺结核（血行弥散型肺结核）

分急性、慢性或亚急性血行弥散型肺结核。成人多见，结核病灶破溃，致病菌短时间内大量进入血液循环可引起肺内广泛弥散引起急性病征，X线显示肺内病灶细如粟米、均匀散布于两肺。若机体免疫力强，少量致病菌经血分批侵入肺部，形成亚急性或慢性血行弥散型肺结核。

#### 3.Ⅲ型肺结核（浸润型肺结核）

包括干酪性肺炎和结核球两种特殊类型。以成人多见，抵抗力降低时，原发病灶重新活动，引起渗出和细胞浸润，是最常见的继发性肺结核。病灶多位于上肺野，X线显示渗出和浸润征象，可有不同程度的干酪样病变和空洞形成。

#### 4.Ⅳ型肺结核（慢性纤维空洞性肺结核）

为各种原因使肺结核迁延不愈，症状起伏所致，属于肺结核晚期，痰中常有结核菌，为结核病的重要传染源。X线显示单或双侧肺有厚壁空洞，伴明显胸膜肥厚。由于肺组织纤维收缩，肺门向上牵拉，肺纹理呈垂柳状阴影，纵隔向患侧移位，健侧呈代偿性肺气肿。

#### 5.Ⅴ型肺结核（结核性胸膜炎）

多见于青少年，结核菌累及胸膜引起渗出性胸膜炎。X线显示病变部位均匀致密阴影，可随体位变换而改变。

## 二、临床表现

### （一）症状与体征

1.全身症状

起病缓慢，病程长。常有午后低热、面颊潮红、乏力、食欲缺乏、体重减轻、盗汗等结核毒性症状。当肺部病灶急剧进展弥散时，可出现持续高热。妇女可有月经失调、结节性红斑。

2.呼吸系统症状

干咳或有少量黏液痰。继发感染时，痰呈黏液性或脓性。痰中偶有干酪样物，约1/3患者有痰血或不同程度咯血。少数患者可出现大量咯血。胸痛、干酪样肺炎或大量胸腔积液者，可有发绀和渐进性呼吸困难。

病灶范围大而表浅者可有实变体征，叩诊呈浊音。大量胸腔积液局部叩诊浊音或实音。锁骨上下及肩胛间区可闻及湿啰音。慢性纤维空洞性肺结核及胸膜增厚者可有胸廓内陷，肋间变窄，气管偏移等。

### （二）并发症

可并发自发性气胸、脓气胸、支气管扩张、慢性肺源性心脏病等。

## 三、辅助检查

### （一）血常规检查

活动性肺结核有轻度白细胞计数升高，红细胞沉降率增快，急性粟粒型肺结核时白细胞计数可减少，有时出现类白血病反应的血常规。

### （二）结核菌检查

痰中查到结核菌是确诊肺结核的主要依据。涂片抗酸染色镜检快捷方便。痰菌量较少可用集菌法。痰培养、聚合酶链反应（PCR）检查更为敏感。痰菌检查阳性，提示病灶为开放性、有传染性。

### （三）影像学检查

胸部X线检查可早期发现肺结核。常见肺结核X线检查表现有：有纤维钙化的硬结病灶呈高密度、边缘清晰的斑点、条索或结节；浸润性病灶则呈现出低密度、边缘模糊的云雾状阴影；X线征象呈现出较高密度、浓淡不一，有环形边界的透光空洞者，提示干酪样病灶。胸部CT检查可发现微小、隐蔽性病变。

### （四）结核菌素（简称结素）试验

用于测定人体是否感染过结核菌。常用PPD试验，方法为：取0.1mL结核菌素（5U）稀释液，常规消毒后于左前臂屈侧中、上1/3交界处行皮内注射，48～72h后观察皮肤硬结的直径，<5mm为阴性，5～9mm为弱阳性，10～19mm为阳性反应，20mm以上或局部发生水疱与坏死者为强阳性反应。

我国城镇居民的结核感染率高，5U阳性表示已有结核感染，若1U皮试强阳性提示体内有活动性结核病灶。成人结素试验阳性表示曾感染过结核菌或接种过卡介苗，并不一定患病，反之，则提示未感染过结核菌，或感染初期机体变态反应尚未建立。机体免疫功能低下或受抑制，可显示结素试验阴性。

### （五）其他检查

纤维支气管镜检查对诊断有重要价值。

### （六）诊治结果的描述和记录

描述内容包括肺结核类型、病变范围、痰菌检查、治疗史等。

1.肺结核类型的记录

血行弥散型肺结核应注明"急性"或"慢性"；继发性肺结核应注明"浸润型"或"纤维空洞"。

2.病变范围的描述

按左、右侧，以第2肋和第4肋下缘内侧端为分界线又分为上、中、下肺野。

3.痰菌检查结果的描记

分别用"（－）"或"（＋）"描述；痰涂片、痰集菌和痰培养检查分别用"涂""集""培"表示，患者无痰或未查痰，应注明"无痰"或"未查"。

4.治疗史的描记

可分为"初治""复治"。初治指未开始抗结核治疗，正进行标准化疗疗程未满；不规则化疗未满1个月者。复治则指初治失败；规则满疗程用药后痰菌复阳性；不规范化疗超过1个月；慢性排菌者。

以上条件符合其中任何1条即为初治或复治。

5.并发症或手术情况描述

并发症如"自发性气胸、肺不张"等，合并症如"糖尿病"等，以及手术情况。

描述举例：右侧浸润型肺结核涂（＋），初治，支气管扩张、糖尿病。

## 四、诊断要点

根据患者症状体征和病史，结合体格检查、痰结核菌检查及胸部X线检查结果可作出诊断。确诊后应进一步明确肺结核是否处于活动期，有无排菌等，以确定是否属于传染源。

（1）经确定为活动性病变必须给予治疗。活动性病变胸片可显示有中心溶解和空洞或弥散病灶。无活动性肺结核胸片显示钙化、硬结或纤维化，痰检查不排菌，无肺结核症状。

（2）肺结核的转归的综合判断：

①进展期：新发现的活动性病变；病变较前增多、恶化；新出现空洞或空洞增大；痰菌转阳性。凡有其中任何1条，即属进展期。

②好转期：病变较前吸收好转；空洞缩小或闭合；痰菌减少或转阴。凡具备其中1条，即为好转期。

③稳定期：病变无活动性，空洞关闭，痰菌连续6个月均为阴性者（每月至少查1次），若有空洞存在者，则痰菌连续阴性1年以上。

## 五、治疗要点

治疗原则为监督患者全程化疗，加强支持疗法，根治病灶，达痊愈目的。

### （一）抗结核化学药物治疗（简称化疗）

化疗对疾病控制起关键作用，凡为活动性肺结核患者均需化疗。

1.化疗原则

治疗强调早期、规律、全程、联合和适量用药，即肺结核一经确诊立即给予化疗，根据病情及药物特点，联合使用两种以上的药物，以增强疗效，减少耐药性的产生。严格遵医嘱按时按量用药，指导患者执行治疗方案，途中无遗漏或间断，坚持完成规定疗程，以达彻底杀菌和减少疾病复发的目的。

2.常规用药（表6-1）

3.化疗方法

两阶段化疗法。开始1～3个月为强化阶段，联合应用2种或2种以上的抗生素，迅速控制病情，至痰菌检查阴性或病灶吸收好转后，维持治疗或称巩固期治疗，疗程为9～15个月。

（1）间歇疗法：规律用药，每周2～3次，由于用药后结核菌生长受抑制，当致病菌重新生长繁殖时再度高剂量用药，使病菌最终被消灭。此法与每天给药效果相同，其优点在于可减少用药的次数，节约经费，减少药物毒性作用。一般主张在巩固期采用。

表6-1　常用抗结核药物剂量、不良反应和注意事项

| 药名 | 每日剂量（g） | 间歇疗法（g/d） | 主要不良反应 | 注意事项 |
|---|---|---|---|---|
| 异烟肼（H，INH） | 0.3，空腹顿服 | 0.6～0.8，2～3次/周 | 周围神经炎、偶有肝功能损害、精神异常、皮疹、发热 | 避免与抗酸药同服，注意消化道反应。肢体远端感觉及精神状态，定期查肝功能 |
| 利福平（R，REP） | 0.45～0.6，空腹顿服① | 0.6～0.9，2～3次/周 | 肝、肾功能损害，胃肠不适，腹泻 | 体液及分泌物呈橘黄色，监测肝脏毒性及变态反应，会加速口服避孕药、茶碱等药物的排泄，降低药效 |
| 链霉素（S，SM） | 0.75～1.0，一次肌内注射 | 0.75～1.0，2次/周 | 听神经损害，眩晕、听力减退、口唇麻木、发热、肝功能损害、痛风 | 进行听力检查，了解有无平衡失调及听力改变，了解尿常规及肾功能变化 |

| 药名 | 每日剂量（g） | 间歇疗法（g/d） | 主要不良反应 | 注意事项 |
|------|------|------|------|------|
| 吡嗪酰胺（Z，PZA） | 1.5～2.0，顿服 | 2～3，2～3次/周 | 可引起发热、黄疸、肝功能损害、痛风 | 警惕肝脏毒性，注意关节疼痛、皮疹反应，定期监测谷丙转氨酶及血清尿酸，避免日光过度照射 |
| 乙胺丁醇（E，EMB） | 0.75～1.0，顿服② | 1.5～2.0，3次/周 | 视神经炎 | 检查视觉灵敏度和颜色的鉴别力 |
| 对氨基水杨酸钠（P，PAS） | 8～12，分3次饭后服 | 10～12，3次/周 | 胃肠道反应，变态反应，肝功能损害 | 定期查肝功能，监测不良反应的症状和体征 |

注：①体重<50kg用0.45，>50kg用0.6。②前2周25mg/kg，其后15mg/kg。

（2）顿服：即一次性将全天药物剂量全部服用，使血药浓度维持在相对高峰，效果优于分次口服。

4.化疗方案

应根据病情轻重、痰菌检查和细菌耐药情况，结合药源供应和个人经济条件等，选择化疗方案。分长程和短程化疗。

长程化疗为联合应用异烟肼、链霉素及对氨基水杨酸钠，疗程为12～18个月。常用方案为2HSP/10HP、2HSE/16H$_3$E$_3$，即前1个月为强化阶段，后10个月为巩固阶段，H$_3$E$_3$表示间歇用药，每周3次。其中英文字母为各种药物外文缩写，数字为用药疗程"月"，下标数字代表每周用药的次数。

短程化疗总疗程为6～9个月，联合应用2个或2个以上的杀菌剂。常用方案有2SHR/4HR、2HRZ/4HR、2HRZ/4H$_3$R$_3$等，短程化疗与标准化疗相比，患者容易接受和执行，因而已在全球推广。

（二）对症治疗

1.毒性症状

轻度结核毒性症状会在有效治疗1～3周消退，重症者可酌情加用肾上腺糖皮质激素对症治疗。

2.胸腔积液

胸腔积液过多引起呼吸困难者，可行胸腔穿刺抽液，每次抽液量不超过1L，抽液速度不宜过快，操作中患者出现头晕、心悸、四肢发凉等胸膜反应时，应立即停止操作，让患者平卧，密切观察血压变化，必要时皮下注射肾上腺素，防止休克。

### （三）手术治疗

肺结核以内科治疗为主，手术适用于合理化疗无效，多重耐药的厚壁空洞、大块干酪灶、支气管胸膜瘘和大咯血非手术治疗无效者。

## 六、护理评估

### （一）健康史

患者既往健康状况，有无结核病史，了解患病及治疗经过，有无接受正规治疗，有无传染源接触史，有无接受卡介苗注射，有无长期使用激素或免疫抑制药，居住环境如何，日常活动与休息、饮食情况等。

### （二）身体状况

测量生命体征，了解全身有无盗汗、乏力、午后低热及消瘦等中毒症状，有无咳嗽、咳痰、呼吸困难及咯血，咯血量的大小等。

## 七、护理诊断

### （一）知识缺乏

与缺乏疾病预防及化疗方面的知识有关。

### （二）营养失调

低于机体需要量，与长期低热消耗增多及摄入不足有关。

### （三）活动无耐力

与长期低热、咳嗽，体重逐渐下降有关。

### （四）社交孤立

与呼吸道隔离沟通受限及健康状况改变有关。

## 八、护理措施

### （一）一般护理

肺结核活动期，有咯血、高热等重症者，应卧床休息，症状轻者适当增加户外活动，保证充足的睡眠，做到劳逸结合。室内保持良好的空气流通。盗汗者及时擦汗和更衣，避免受凉。

### （二）饮食护理

供给高热量、高蛋白、高维生素、富含钙质饮食，促进机体康复。成人每天蛋白质为1.5~2.0g/kg，以优质蛋白为主。适量补充矿物质和水分，如铁、钾、钠和水分。注意饮食调配，患者不需忌口，食物应多样化，荤素搭配，色、香、味俱全，刺激患者食欲。患者在化疗期间尤其应注意营养的补充。每周测量体重1次。

### （三）用药护理

本病疗程长，短期化疗不少于6~10个月。应提供药物治疗知识，强调早期、联合、适量、规律、全程化学治疗的重要性，告知耐药产生与加重经济负担等不合理用药的后果，使患者理解规范治疗的重要意义，提高用药的依从性。督促患者按时按量用药，告知并密切观察药物疗效及药物不良反应，如有胃肠不适、眩晕、耳鸣、巩膜黄染等症状时，应及时与医师沟通，不可擅自停药。

### （四）咯血的护理

患者大咯血出现窒息征象时，立即协助其取头低足高位，头偏向一侧，快速清除气道和口咽部血块，及时解除呼吸道阻塞。必要时气管插管、气管切开或气管镜直视下吸出血凝块。

### （五）消毒隔离

痰涂片阳性的肺结核患者住院治疗期间须进行呼吸道隔离，要求病室光线充足，通风良好，定时进行空气消毒。患者衣被要经常清洗，被褥、书籍在烈日下暴晒6h以上。餐具要专用，经煮沸或消毒液浸泡消毒，剩下饭菜应煮沸后弃掉。注意个人卫生，打喷嚏时应用纸巾遮掩口鼻，纸巾焚烧处理；不要随地吐痰，痰液吐在有盖容器中，患者的排泄物、分泌物应消毒后排放。减少探视，避免患者与健康人频繁接触，探视者应戴口罩。患者外出应戴口罩，口罩要每天煮沸清洗。医护人员与患者接触可戴呼吸面罩，接触患者应穿隔离衣、戴手套。处置前、后应洗手。传染性消失应及时解除隔离措施。

### （六）心理护理

结核病是慢性传染病，病程长，恢复慢，在工作、生活等方面对患者乃至整个家庭产生不良影响，患者情绪变化呈多样性，护士及家属应主动了解患者的心理状态，应给予良好的心理支持，督促患者按要求用药，告知不规则用药的后果，使患者树立战胜疾病的信心，安心休息，积极配合治疗。一般情况下，痰涂片阴性和经有效抗结核治疗4周以上，无传染性或仅有极低传染性者，鼓励患者回归家庭和社会，以消除隔离感。

## 九、护理评价

（1）患者治疗的依从性是否提高，能否自觉按时按量服药。

（2）营养状况如何，饮食摄入量是否充足，体重有无改变。

（3）日常活动耐受水平是否有改变。

（4）是否有孤独感，与周围环境的关系如何。

## 十、健康教育

（1）加强疾病传播知识的宣教，普及新生儿接种卡介苗制度，疾病的高危人群应定期到医院体检或进行相应预防性处理。

（2）培养良好的卫生习惯，不随地吐痰和凌空打喷嚏，同桌共餐应使用公筷。

（3）注意营养，忌烟酒，避免疲劳，增强体质，预防呼吸道感染。

（4）处于传染活动期的患者，应进行隔离治疗。

（5）全程督导结核患者坚持化学治疗，避免复发，定期复查肝功能和胸片。

# 第七章　感染性疾病患者的护理

## 第一节　流行性脑脊髓膜炎

流行性脑脊髓膜炎（简称流脑）是由脑膜炎奈瑟菌引起的急性化脓性脑膜炎。临床主要表现为突起高热，剧烈头痛，频繁呕吐，皮肤黏膜瘀点、瘀斑及脑膜刺激征阳性，脑脊液呈化脓性改变，严重者可有败血症休克及脑实质损害。

### 一、流行病学

#### （一）传染源

患者和带菌者是本病的传染源，流行期间人群带菌率可达50%以上，故带菌者作为传染源的意义更重要。

#### （二）传播途径

病原菌主要经咳嗽、打喷嚏借飞沫传播，也可经同睡、怀抱、喂乳、亲吻等密切接触传播。

#### （三）人群易感性

人群普遍易感，6个月至2岁小儿发病率最高。

## （四）流行病学特征

多见于冬春季节，发病人数一般从11～12月份开始上升，次年的2～4月份达高峰，5月份逐渐下降。

## 二、病原学

脑膜炎奈瑟菌（又称脑膜炎球菌）属奈瑟菌属，为革兰染色阴性菌，呈卵圆形或肾形，凹面相对成双排列。根据特异性荚膜多糖抗原的不同，可将脑膜炎球菌分为13个血清群及20多个血清型，其中A、B、C三群最常见，我国流行菌群以A群为主，B、C群仅占少数。本菌仅存在于人体，可在患者的鼻咽部、血液、脑脊液、皮肤瘀斑中发现，也可从带菌者鼻咽部分离出来。该菌抵抗力很弱，对寒冷、干燥、热及一般消毒剂敏感，温度低于30℃或高于50℃均死亡。在体外极易自溶，故采集标本应注意保温并立即送检。细菌裂解后可释放内毒素，是致病的重要因素。

## 三、发病机制与病理改变

病原菌借菌毛黏附于鼻咽部的无纤毛上皮细胞表面而侵入鼻咽部，是否发病取决于细菌数量、毒力强弱和机体防御功能。如机体免疫力强，入侵的细菌迅速被消灭；若机体免疫力较弱，细菌可在鼻咽部繁殖，大多数成为无症状带菌者，部分表现为上呼吸道炎症而获得免疫力。少数情况下，若机体免疫力明显低下或细菌数量多、毒力较强时，病原菌自鼻咽部黏膜侵入毛细血管和小动脉而进入血液循环，形成暂时菌血症，可无症状或仅表现为皮肤出血点；仅极少数患者发展为败血症，通过血脑屏障侵犯脑脊髓膜，形成化脓性脑膜炎。败血症期间，细菌侵袭皮肤血管内皮细胞，迅速繁殖并释放内毒素，作用于小血管和毛细血管，引起局部出血、坏死、细胞浸润及栓塞，临床可见皮肤黏膜瘀点、瘀斑。

暴发型流脑的休克型的发病机制主要是脑膜炎球菌内毒素所致的微循环障碍。暴发型流脑的脑膜脑炎型则主要由脑部微循环障碍所致。

## 四、临床表现

潜伏期1～7d，一般为2～3d。

### （一）临床分型

**1.普通型**

普通型最常见，占全部病例的90%以上，分为4期。

（1）前驱期（上呼吸道感染期）：多数患者无明显症状，少数患者出现上呼吸道感染症状。可有低热、咽痛、咳嗽或鼻炎、全身不适等，持续1~2d。

（2）败血症期：起病急，突发寒战、高热、头痛、呕吐、全身乏力、肌肉及关节疼痛等毒血症症状，体温可达39~40℃。约70%的患者于发病后数小时出现皮肤或黏膜瘀点或瘀斑，直径为1mm至2cm，鲜红色，后变成紫红色，严重者瘀斑迅速扩大并融合，中央因血栓形成而呈紫黑色坏死或大疱。约10%的患者可见口周单纯疱疹或脾大。多于1~2d内发展至脑膜炎期。

（3）脑膜炎期：败血症期患者的高热和毒血症症状仍持续存在，同时出现中枢神经系统症状，如剧烈头痛、喷射性呕吐、烦躁不安、畏光、颈后部疼痛及全身疼痛等。同时出现颈项强直等脑膜刺激征。意识改变以淡漠、嗜睡多见，严重者昏迷和惊厥。若合理治疗和护理，患者多于2~5d内进入恢复期。

（4）恢复期：经治疗后体温逐渐降至正常，瘀点和瘀斑逐渐吸收，神经系统检查也逐渐恢复正常。一般在1~3周内痊愈。

**2.暴发型**

暴发型多见于儿童，起病急骤，病情凶险，若不及时抢救，多于24h内死亡。根据临床表现可分为3型。

（1）休克型：除普通型的表现外，短期内出现全身皮肤及黏膜广泛瘀点、瘀斑，并迅速融合成片并伴中央坏死。循环衰竭为本型的特征，表现为面色苍白、四肢厥冷、皮肤发花口唇及指（趾）发绀、脉搏细速、血压下降或测不出。大多数患者脑膜刺激征阙如，脑脊液清，细胞数正常或轻度增加。血培养多阳性。本型易并发弥散性血管内凝血。

（2）脑膜脑炎型：脑膜脑炎型以脑实质损害为主要特征。患者除普通型的表现外，迅速进入昏迷，频繁惊厥，血压升高，锥体束征阳性。严重患者可发展为脑疝。最常见的是枕骨大孔疝，是小脑扁桃体嵌入枕骨大孔内压迫延髓所致，表现为昏迷加深，瞳孔缩小或散大，肢体肌张力增强，上肢呈内旋，下肢呈强直性伸直。患者很快出现呼吸衰竭，表现为呼吸节律不齐或暂停，呈抽泣样呼吸、点头样呼吸及潮式呼吸。部分患者出现天幕裂孔疝，为颞叶海马回或沟回嵌入天幕裂孔压迫脑干和动眼神经所致，表现为昏迷、对侧肢体瘫痪、同侧瞳孔散大、对光反射减弱或消失，最后出现呼吸衰竭。

（3）混合型：兼有上述二型临床表现，是本病最严重的类型，病死率极高。

3.轻型

多发生于流行后期，病变轻微。多见于年长儿和青少年。

## （二）婴幼儿与老年人流脑特点

1.婴幼儿流脑特点

婴幼儿因颅骨缝和囟门尚未完全闭合，中枢神经系统发育不成熟，临床表现往往不典型，除高热、呕吐、拒食、烦躁、啼哭外，还可表现为惊厥、尖叫、腹泻、囟门紧张隆起，而脑膜刺激征往往不明显。

2.老年流脑特点

以上呼吸道感染症状多见，热程长，意识障碍明显，皮肤黏膜瘀点、瘀斑发生率高。暴发型多见，预后差，病死率高。

## 五、辅助检查

### （一）血常规

白细胞总数明显增高，一般为（15～30）×$10^9$/L，中性粒细胞在80%以上，并发弥散性血管内凝血者血小板明显减少。

### （二）脑脊液检查

脑脊液检查是明确诊断的重要方法。脑脊液压力增高，外观浑浊或呈脓样。白细胞数明显升高，可达$1×10^9$/L以上，以多核细胞增高为主。氯化物及糖含量明显降低，蛋白明显增高。

### （三）细菌学检查

细菌学检查阳性可确诊。

1.涂片检菌

皮肤瘀点涂片染色后镜检简便易行,细菌阳性率达70%~80%,有早期诊断价值。脑脊液沉淀涂片检查,阳性率为60%~70%。

2.细菌培养

可取血液或脑脊液做细菌培养,但阳性率不高。无论任何细菌培养均应在抗菌药物使用前采集标本。

## (四)血清免疫学检测

检测患者早期血及脑脊液中特异性抗原,有助于早期诊断。常用的方法有对流免疫电泳法、乳胶凝集试验、反向间接凝血试验、酶联免疫吸附测定等。

# 六、诊断要点

## (一)流行病学资料

冬春季节,近期居住地有流脑病例。

## (二)临床资料

突发寒战、高热、头痛、呕吐、全身乏力、肌肉及关节疼痛等毒血症症状,出现明显的中枢神经系统症状,剧烈头痛、喷射性呕吐、烦躁不安、畏光、颈后部及全身疼痛等。

## (三)实验室检查

血常规检查、脑脊液检查、细菌学检查等。

# 七、治疗要点

## (一)普通型流脑的治疗

普通型流脑的治疗以抗菌和对症处理为主。

1.抗菌治疗

青霉素以其高效、低毒、价廉而常为首选抗菌药物,但因不易透过血脑屏障,需大剂量使用才能达到有效治疗浓度,成人剂量为每日800万U~1200万U,

儿童每日 20 万 U ～ 40 万 U/kg，分 2 ～ 3 次加入 5% 葡萄糖液内静脉滴注，疗程 5 ～ 7d。还可酌情选用磺胺类、氯霉素、头孢菌素等抗菌药物。

2.对症处理

高热者给予物理降温和应用解热药；颅内压增高者应用20%甘露醇快速静脉滴注以脱水降低颅内压。

### （二）暴发型休克型流脑的治疗

除尽早使用有效抗菌药物外，抢救患者生命、降低病死率的关键措施是迅速纠正休克（包括补充血容量，纠正酸中毒，应用山莨菪碱以改善微循环，短期应用糖皮质激素以减轻毒血症症状，保护重要脏器功能的措施等）和抗弥散性血管内凝血治疗。

### （三）暴发型脑膜脑炎型流脑的治疗

减轻脑水肿，防治脑疝及呼吸衰竭是本型流脑的治疗重点。病原治疗同普通型。

## 八、护理诊断

（1）体温过高：体温过高与脑膜炎球菌感染有关。

（2）疼痛：头痛与脑膜炎症、脑水肿、颅内压增高有关。

（3）组织灌流量改变：组织灌流量改变与脑膜炎球菌内毒素引起微循环障碍有关。

（4）意识障碍：意识障碍与脑膜炎症、脑水肿、颅内压增高有关。

（5）皮肤完整性受损：皮疹与皮肤血管受损有关。

（6）潜在并发症：休克、脑水肿、脑疝、呼吸衰竭。

## 九、护理措施

### （一）一般护理

1.隔离

呼吸道隔离至体温正常、症状消失后3d，一般不少于发病后7d。

**2.休息**

急性期卧床休息，病室应保持空气新鲜、舒适、安静。

**3.饮食**

能进食的患者应给予高热量、高蛋白、富含维生素、易消化的流食或半流食。鼓励患者少量多次饮水，保证入量2000~3000mL/d。频繁呕吐及意识障碍不能进食的患者应遵医嘱静脉补充水分和营养。

**4.监测生命体征**

流脑病情有急剧恶化之可能，在住院24h内可从普通型转为暴发型，故应密切观察病情变化。注意观察意识障碍是否加重；皮疹是否继续增加、融合、破溃；观察面色的变化和瞳孔大小、形状变化；观察惊厥先兆是否出现，一旦发生惊厥要及时观察其表现特点，同时要准确记录24h出入量。

## （二）对症护理

**1.高热**

体温超过39℃者给予额头冷敷或头枕冷水袋。高热惊厥患者应用物理降温及遵医嘱应用镇静药，如地西泮每次10mg肌内注射或10%水合氯酸保留灌肠，必要时可用亚冬眠疗法。

**2.头痛**

注意观察疼痛症状，分析疼痛的原因，头痛较重者可按医嘱给予止痛药或进行脱水治疗。

**3.呕吐**

呕吐时患者应取侧卧位，呕吐后及时清洗口腔，并更换脏污的衣服、被褥。呕吐频繁者可给予镇静药或脱水药，并应观察有无水、电解质平衡紊乱表现。

**4.皮疹**

流脑患者可出现大片瘀斑，甚至坏死。因此应注意皮肤护理。

（1）病室应保持整洁，定时通风，定时空气消毒。

（2）内衣应宽松、柔软，并应勤换洗。床褥应保持干燥、清洁、松软、平整，必要时被服高压消毒后使用。

（3）有大片瘀斑的患者的皮肤应注意保护，定时进行皮肤清洁与消毒；

要勤翻身，翻身时应避免拖、拉、拽等动作；及时更换被大小便污染的衣服及被褥，防止浸渍；可使用保护性措施，如海绵垫、气垫等，尽量不使皮疹发生破溃。

（4）若皮疹发生破溃，应注意及时处理。小面积者可涂以甲紫或抗生素软膏，大面积者用消毒纱布包扎，防止继发感染，如有感染者要定时换药。

### （三）用药的护理

1.应用抗菌药的护理

（1）应用青霉素时应注意给药剂量、间隔时间、疗程及青霉素过敏反应。

（2）应用磺胺类药物应注意其对肾脏的损害，尿中可出现磺胺结晶，严重者可出现血尿，因此需观察尿量、性状及每日查尿常规，并鼓励患者多饮水，以保证足够入量，口服或静脉给予碱性药物。

（3）应用氯霉素者应注意观察皮疹、胃肠道反应及定期查血常规。

2.脱水药的护理

应用脱水药治疗时应注意按规定时间内输入药量，准确记录24h出入量，注意观察有无水、电解质平衡紊乱表现及注意患者心功能状态。

3.抗凝药物的护理

应用肝素进行抗凝治疗时应注意用法、剂量、间隔时间，并注意观察过敏反应及有无自发性出血，如皮肤及黏膜出血、注射部位渗血、血尿及便血等，如发现异常要立即报告医师。

### （四）心理护理

普通型流脑患者一方面饱受疾病的折磨，另一方面还担心疾病的传播，应注意关心患者的心理变化。暴发型流脑病情危重、病死率高，患者及其家属会产生紧张、焦虑及恐惧心理。护理人员应一方面加强病情监护，以认真、负责的工作作风和娴熟的操作技术取得患者及家属的信赖，使其产生安全感，另一方面还应耐心做好解释工作，使患者增强治疗信心，积极配合医护人员的工作。

## 十、健康指导

（1）告知患者及时就诊，向患者及家属讲解流脑的临床过程及预后，按呼吸道隔离，隔离至症状消失后3d，隔离期一般不少于7d，以防疫情扩散。

（2）因流脑可引起脑神经损害、机体运动障碍、失语、癫痫等后遗症，指导患者和家属坚持切实可行的功能锻炼、按摩等，提高患者自我管理能力，以提高患者的生活质量。

（3）在流行前期有计划地开展群众性卫生运动，搞好环境和个人卫生，注意室内通风换气，勤晒衣被和儿童玩具，可以达到预防传播的目的。尽量避免携带儿童到人多拥挤的公共场所。体质虚弱者做好自我保护，如外出时戴口罩等。

（4）向民众宣传预防接种的必要性。流行季节前对流行区6个月至15岁的易感人群应用脑膜炎球菌多糖体菌苗A+C进行预防接种（剂量为0.5mL，皮下注射1次）。流脑流行期间密切接触者可用药物预防，如复方磺胺甲噁唑，成人每天2g，儿童50～100mg/（kg·d），连用3d，并医学观察7d。

# 第二节　细菌性食物中毒

细菌性食物中毒是指进食被细菌或其毒素污染的食物后引起的急性感染中毒性疾病。根据临床表现不同，分为胃肠型食物中毒和神经型食物中毒。胃肠型食物中毒多发生于夏季，潜伏期短，常集体发病，临床上以恶心、呕吐、腹痛、腹泻等胃肠炎表现为主要特征；神经型食物中毒是因进食含有肉毒梭状芽孢杆菌（简称肉毒杆菌）外毒素的食物而引发的急性中毒性疾病（又称肉毒中毒），临床上以眼肌和咽肌麻痹等神经症状为主要表现，若抢救不及时，病死率较高。

## 一、胃肠型食物中毒

### （一）发病机制

细菌及其毒素随污染的食物进入人体后，发病与否、病情轻重与食物受细菌或其毒素污染的程度、进食量、人体的抵抗力等因素有关。

1.肠毒素

肠毒素作用于肠壁上皮细胞，激活腺苷酸环化酶，催化细胞质中的三磷酸腺苷成为环磷酸腺苷（cAMP），从而引起细胞内的一系列酶反应，抑制上皮细胞对水和钠的吸收，促进肠液与氯离子的分泌，引起腹泻。

2.内毒素

内毒素引起发热及消化道蠕动加快，导致呕吐及腹泻。

3.侵袭性损害

沙门菌、空肠弯曲菌、侵袭性大肠埃希菌等进入肠道后，可直接侵袭肠上皮细胞引起病变。

4.过敏反应

变形杆菌能使蛋白质中的组氨酸脱羧而形成组胺，引起过敏反应。

（二）病原学

引起胃肠型食物中毒的细菌种类很多，常见的有以下8种。

1.沙门菌属

沙门菌属为革兰阴性杆菌，可释放内毒素，以鼠伤寒沙门菌、肠炎沙门菌、猪霍乱沙门菌为常见。能在水、牛奶、蛋制品、肉类、番茄、甜瓜等食品上存活很长时间。适宜温度为$22 \sim 30℃$。不耐热，置于$60℃$下$15 \sim 20min$可杀死，5%苯酚5min也可杀死。

2.副溶血弧菌（嗜盐杆菌）

副溶血弧菌为革兰阴性球杆菌或稍弯曲弧菌。广泛存在于海鱼、海虾、海蟹、海蜇等海产品及含盐较高的咸菜、腌肉等腌制食品中。本菌存活能力强，在淡水中存活不超过2d，在海水中能存活47d以上。但对酸及热敏感，加热至$56℃$维持5min可灭活，在食醋中$1 \sim 3min$即死亡。

3.大肠埃希菌

大肠埃希菌为革兰阳性杆菌，一般情况下不致病，有70多个血清型，其中部分血清型可致食物中毒。主要为产毒性大肠埃希菌、致病性大肠埃希菌、侵袭性大肠埃希菌及肠出血性大肠埃希菌。该菌在室温下可存活数月，在冰和土壤中存活数周，加热至$60℃$维持$15 \sim 20min$可灭活。

4.金黄色葡萄球菌（简称金葡菌）

金黄色葡萄球菌为革兰阳性菌，仅限于能产生肠毒素的菌株可引起食物中毒。本菌污染食物后，在37℃下6～12h下而产生肠毒素。此毒素对热和酸抵抗力强，经加热煮沸30min仍能使人致病。

5.变形杆菌

变形杆菌为革兰阴性杆菌，为机会致病菌。对外界适应力强，广泛存在于水、土壤、腐败的有机物及人和家畜、家禽的肠道中。此菌在食物中能产生肠毒素，主要污染熟食品、卤菜（卤制肉、蛋、内脏）等。近年来，变形杆菌食物中毒有相对增多趋势。

6.产气荚膜杆菌（魏氏杆菌）

产气荚膜杆菌为厌氧革兰阳性粗大芽孢杆菌，能分泌强烈的外毒素，毒素可分为6型，引起食物中毒的主要是A型，少数为C型。本菌在自然界分布较广，污水、垃圾、土壤、人和动物的粪便、昆虫以及食品等中均可检出。致病食物由于存放较久或加热不足，细菌大量繁殖，产生毒素引起中毒。

7.空肠弯曲菌

空肠弯曲菌为革兰阴性菌，微需氧。对一般消毒剂敏感。

8.其他

亲水气单胞菌、小肠结肠炎耶尔森菌等均可引起胃肠型食物中毒。

## （三）流行病学

1.传染源

被致病菌感染的动物和人。

2.传播途径

通过进食被细菌或其毒素污染的食物而传播。食品本身带菌，或在加工、贮存过程中被污染。苍蝇和蟑螂等可作为传播媒介。

3.人群易感性

人群普遍易感。感染后所产生的免疫力弱，故可重复感染，多次发病。

4.流行特征

夏秋季多发。与夏季气温高、细菌易于大量繁殖密切相关。可散发，也可集中发病。集中发病的特点：有共同进食的可疑食物，未食者不发病，病情轻重常与进食量有关；停止进食被污染的食物后疫情便可控制。

## （四）临床表现

本病潜伏期短，常于进食后数小时发病，短者为1h，长者达1～3d，超过72h的病例可基本排除食物中毒。各种细菌所致食物中毒的临床表现大致相似，主要为腹泻、呕吐、腹痛等胃肠炎症状。

一般起病急，初为腹部不适，继之腹痛，以上腹、脐周较明显，呈持续性或阵发性绞痛，伴恶心、呕吐、腹泻等表现。先吐、后泻为本病的特点。呕吐物多为所进食物，蜡样芽孢杆菌食物中毒呕吐较明显，呕吐物可为胆汁性，有时含血液或黏液。腹痛轻重不一，每天数次至数十次，多为黄色稀便、水样便或黏液样便，侵袭性细菌引起的食物中毒，可有发热、腹部阵发性绞痛和黏液脓血便。肠出血性大肠埃希菌和副溶血弧菌食物中毒的部分病例大便呈血水样。变形杆菌还可发生颜面潮红、头痛、荨麻疹等过敏症状。呕吐、腹泻严重者可导致脱水、酸中毒，甚至休克。如得不到及时补液纠正，则可导致酸中毒和休克。体格检查为上腹部轻压痛，肠鸣音亢进。病程多在1～3d内。

## （五）辅助检查

1.细菌培养

取患者的呕吐、腹泻物及可疑食物做细菌培养，分离出相同病原菌可确诊。

2.血清学检查

可取患者急性期和恢复期血清与病原菌做凝集试验，效价呈4倍以上增高可确诊。

## （六）诊断要点

1.流行病学资料

根据共餐者集体发病，结合流行季节及饮食情况，有进食变质食物、海产品、腌制食品、未煮熟肉类或蛋品等病史。

2.临床表现

潜伏期短，为急性胃肠炎的临床特征，病程短。

3.实验室检查

可疑食物或患者排泄物做细菌学检查，阳性者可确立诊断。

（七）治疗要点

本病的病原菌或其毒素多于短期内迅速排出体外，故以对症治疗为主。

1.一般治疗

卧床休息，予以流食或半流食，宜清淡，多饮淡盐水。

2.对症治疗

吐泻及腹痛剧烈者暂禁食，给予山莨菪碱、阿托品、溴丙胺太林等解痉药。高热者用物理降温或药物降温，精神紧张不安时应给予镇静药。积极纠正电解质紊乱及酸中毒。脱水严重甚至休克者，积极补充液体及抗休克处理。

3.抗菌治疗

一般不用抗菌药物，症状较重考虑为感染性食物中毒者应及时选用抗菌药物，如氟喹诺酮类（环丙沙星、左氧氟沙星等）、氨基糖苷类或 β–内酰胺类等药物治疗，或根据细菌培养及药物敏感试验选用有效抗生素。疗程一般为3～5d。

（八）护理诊断

（1）疼痛：腹痛与胃肠道炎症及痉挛有关。

（2）体液不足（有体液不足的危险）：体液不足与呕吐、腹泻引起大量体液丢失，摄食不足有关。

（3）焦虑：焦虑与频繁腹泻、呕吐和不能进食有关。

（4）潜在并发症：酸中毒，休克。

（九）护理措施

1.一般护理

（1）隔离：感染性食物中毒患者应行消化道隔离。

（2）休息：急性期应卧床休息，严重者应严格卧床，可减少体力消耗。

（3）饮食：鼓励患者多饮淡盐水，以补充丢失的水分，促进毒素的排泄；吐泻、腹痛剧烈者应暂时禁食，可静脉补充水电解质和热量。呕吐停止后可给予易消化的流质或半流质饮食，恢复期后逐渐过渡到正常饮食。

（4）监测生命体征：注意观察呕吐、腹泻的次数、量及性状；定时测量生命体征、记录24h出入液量；观察患者意识、面色、皮肤弹性的变化，结合生化检查结果，一旦发现有脱水、酸中毒、休克等现象应立即通知医师并积极协助医师处理。

2.对症护理

（1）呕吐：呕吐有助于清除胃肠道残留的毒素，一般不予止吐处理，但应注意及时清理呕吐物，保持口腔及床单的清洁卫生。呕吐频繁者可遵医嘱给氯丙嗪肌内注射，以减少呕吐次数，并有利于患者休息。

（2）腹痛：可腹部热敷，一般早期不用止泻药，严重者遵医嘱给予解痉药以缓解痉挛或减轻腹痛。严重腹泻、呕吐伴高热的患者，遵医嘱应用敏感抗菌药物的同时，注意观察疗效和不良反应。

3.用药护理

应用喹诺酮类或其他抗生素药物时，注意药物的剂量、时间和使用方法，及时观察疗效及不良反应。可嘱患者把喹诺酮类药物与食物同服，以减轻恶心、呕吐、食欲缺乏等胃肠道反应。

4.心理护理

对患者给予关心、体贴和帮助，耐心指导患者合理饮食，细心进行生活照顾，消除不良心理反应，以便患者早日康复。

# 二、神经型食物中毒（肉毒中毒）

## （一）发病机制与病理改变

外毒素经口进入消化道后，不被胃酸和消化酶破坏，经肠黏膜吸收入血，主要作用于中枢神经系统的脑神经核、肌肉神经连接处及自主神经末梢，抑制神经传导递质乙酰胆碱的释放，导致肌肉收缩运动发生障碍而致瘫痪。

脑神经核及脊髓前角产生退行性变，使其所支配的相应肌群发生瘫痪。脑及脑膜显著充血、水肿，并有广泛的点状出血和小血栓形成。镜下可见神经节细胞变性、脑神经根水肿。

（二）病原学

肉毒杆菌为革兰阳性杆菌，厌氧，有芽孢，对热和化学消毒剂抵抗力强，在沸水中可存活5~22h，干热180℃下15min、煮沸后5h、高压蒸汽灭菌120℃下20min方可灭活。本菌主要存在于土壤及家畜中。火腿、罐装或瓶装食物被肉毒杆菌污染后，在缺氧条件下大量繁殖，并产生外毒素。其外毒素为嗜神经毒素，根据抗原性不同分为8个型。对人致病主要为A、B、E 3型，外毒素经80℃ 30min或煮沸10min可被破坏。

（三）流行病学

1.传染源

携带肉毒杆菌的家畜、家禽及鱼类为传染源，患者无传染性。肉毒杆菌由动物肠道排出，芽孢污染食品，在缺氧环境下肉毒杆菌大量繁殖，产生大量外毒素。

2.传播途径

进食被肉毒杆菌外毒素污染的食物而传播。

3.易感人群

人群普遍易感，患者无传染性，也无病后免疫力。

（四）临床表现

潜伏期为2h至10d，多为12~36h。潜伏期越短，病情越重。

起病急，以神经症状为主。初有头痛、头晕、全身乏力，继而出现视物模糊、复视、眼睑下垂、瞳孔散大及对光反射减弱或消失等，内、外眼肌瘫痪，面无表情。严重者出现咽肌麻痹，表现为咀嚼、吞咽、发音困难，甚至呼吸困难等。可有颈部、肩部肌肉软弱，抬头困难。肢体完全瘫痪少见。

自主神经末梢先兴奋后抑制，所以泪腺及唾液分泌先增加后减少，血压先正常而后升高，脉搏先慢后快。部分患者有便秘、腹胀、尿潴留。病程中患者体温一般正常，意识清醒，感觉不受影响。胃肠道症状可有恶心、便秘、腹胀等。病程长短不一，通常于6~10d逐渐恢复，个别可达1个月以上，呼吸、吞咽及言语困难可先行缓解，视觉恢复较慢，有时长达数月。重症患者可因呼吸中枢麻痹所致的呼吸衰竭而死亡。

## （五）辅助检查

1.细菌培养

取可疑食物或患者粪便做厌氧菌培养发现肉毒杆菌，即可确诊。

2.动物实验

取可疑食物渗出液做动物实验，动物可出现外毒素所导致的四肢瘫痪表现且迅速死亡，即可确诊。

## （六）诊断要点

1.流行病学资料

有进食变质罐头或瓶装食品、腊肠、发酵食品等可疑被污染的食品史，同食者集体发病。

2.临床资料

起病急，有典型的神经系统表现，如眼肌麻痹，吞咽、发音、呼吸困难等。

3.实验室检查

取可疑食物或患者粪便做厌氧菌培养，可发现肉毒杆菌。也可用食物渗出液做动物实验，动物可出现外毒素所致的瘫痪表现。

## （七）治疗要点

1.抗毒素治疗

多价精制肉毒抗毒素有特效，须及早应用，以起病后24d内或瘫痪发生前用药最为有效。剂量每次5万～10万U，静脉或肌内注射（先做血清敏感试验，过敏者先行脱敏处理），必要时6h后重复注射1次。病程已过2d者，抗毒素效果较差，但应继续注射，以中和血中残存毒素。

2.早期及对症治疗

早期发现可予5%碳酸氢钠或高锰酸钾（1:4000）洗胃及灌肠，以破坏胃肠内尚未吸收的毒素。不能进食者给予鼻饲或静脉营养支持。及时清除咽喉分泌物，呼吸困难者予吸氧或呼吸机辅助呼吸，必要时及早气管切开，应根据病情给予强心药及防治继发性细菌感染等措施。

3.对因治疗

大剂量青霉素可减少肠道肉毒杆菌菌量，防止外毒素继续产生和吸收。

### （八）护理评估

1.健康史

患者有摄入可疑食品（尤其是瓶装变质罐头或腊肠、火腿，发酵的豆、面制品等）和同食者集体发病史。

2.身体评估

注意评估有无典型的神经系统症状，如眼肌瘫痪、吞咽、发音、呼吸困难等。

3.辅助检查

评估患者细菌培养及动物实验的结果，明确诊断。

4.心理社会评估

因神经系统症状出现快，重症患者甚至有呼吸困难等危重表现，容易使患者极度紧张、恐惧。

### （九）护理诊断

（1）有受伤的危险：受伤的危险与眼肌麻痹引起的视物不清有关。

（2）有营养失调、低于机体需要量的危险：营养失调与咽肌麻痹所致的进食困难有关。

（3）有窒息的危险：窒息与咽肌麻痹易致口腔分泌物阻塞气管有关。

（4）潜在并发症：呼吸衰竭，与毒素损伤神经系统致延髓麻痹有关。

### （十）护理措施

1.一般护理

（1）休息：急性期应严格卧床休息。

（2）饮食护理：患者胃肠道症状较轻，可进普通饮食，以满足机体对液体及营养的需要，有进食困难者可鼻饲或静脉输液。

（3）监测生命体征：严密观察生命体征的变化，注意有无呼吸困难或继发感染的表现；注意有无咽肌麻痹的表现，如吞咽困难、咀嚼困难、发音困难等；密切观察患者眼肌麻痹的表现及进展情况，特别是视觉功能的改变；注意有无胃肠道症状，如恶心、便秘或腹胀等。

2.对症护理

（1）洗胃和导泻：进食可疑食物后4h内可用5%碳酸氢钠或1∶4000高锰酸钾溶液洗胃，口服50%硫酸镁导泻并做清洁灌肠，以清除肠道内尚未吸收的毒素。

（2）眼肌麻痹患者可因眼肌麻痹而影响视觉功能，应注意环境安全，并协助患者进行日常活动，以防受伤。

（3）咽肌麻痹：①有咽肌麻痹者易致口腔分泌物积聚于咽喉部而引起吸入性肺炎，应及时吸出；②呼吸困难者予以吸氧；③做好气管切开等抢救准备。

3.用药护理

宜早期、尽快应用多价抗毒血清，注射前应做过敏试验。阴性者可静脉注射，但速度不宜过快，阳性者采取脱敏疗法。为防止过敏性休克的发生，注射前应备好抢救物品，注射后应密切观察有无呼吸急促、脉率增加等过敏反应的表现，一旦出现，应立即给予肾上腺素、吸氧等抢救处理。

4.心理护理

应关心体贴患者，主动满足患者的生活需要，及时处理不适症状，耐心做好安慰、解释等工作。

（十一）健康指导

（1）进行食物中毒的宣传教育重点是加强饮食卫生，严把"病从口入"关。严格管理与检查食品，尤应注意罐头食品、火腿、腌腊食品的制作和保存，禁止食用发酵或腐败的食物。

（2）进行有关细菌性食物中毒的知识教育，感染性食物中毒患者的呕吐物和排泄物可携带病菌，有传染性，应注意消毒隔离。神经型食物中毒的预后与摄入毒素的量及治疗早晚有关，病死率较高，早期应用多价抗毒血清可有效降低神经型食物中毒的病死率。与神经型食物中毒患者同食可疑食物尚未发病者，可肌内注射抗毒血清，以防发病。

# 第三节  细菌性痢疾

细菌性痢疾（简称菌痢）是由痢疾杆菌引起的常见肠道传染病。临床上以发热、腹痛、腹泻、里急后重及黏液脓血便为特征。其基本病理损害为结肠黏膜充血、水肿、出血等渗出性炎症改变。因各型痢疾杆菌的毒力不同，临床表现轻重各异。

## 一、发病机制与病理改变

痢疾杆菌进入消化道，大部分被胃酸杀死，少量未被杀死的细菌侵入乙状结肠与直肠黏膜上皮细胞和固有层并繁殖，引起肠黏膜的炎症反应和固有层小血管循环障碍，从而引起上皮细胞的变性、坏死，坏死的上皮细胞脱落形成浅表溃疡，分泌黏液和脓性分泌物。

痢疾杆菌释放内毒素、外毒素，其外毒素与肠道症状及神经系统症状有关。细菌产生的内毒素，加之特异体质对内毒素呈现强烈的过敏反应，可能是中毒性痢疾的发病机制，此时血中儿茶酚胺等各种血管活性物质增加，致全身小血管痉挛而引起急性微循环障碍，出现感染性休克、弥散性血管内凝血、脑水肿甚至脑疝，出现昏迷、抽搐和呼吸衰竭，是中毒性痢疾死亡的主要原因。

## 二、病原学

痢疾杆菌属肠杆菌科志贺菌属，为革兰染色阴性杆菌，无鞭毛及荚膜，有菌毛。依据抗原结构不同，分为A、B、C、D 4群，即A志贺痢疾杆菌、B福氏痢疾杆菌、C鲍氏痢疾杆菌及D宋内痢疾杆菌，痢疾杆菌对外界环境有一定抵抗力，其中以D群最强，B群次之，A群最弱。日光照射30min、加热至60℃ 110min或100℃ 1min即可杀灭。对酸及一般消毒剂均很敏感。

致病作用主要包括侵袭力和内毒素，只有能够黏附并能侵入结肠黏膜上皮细胞，在细胞内增生的痢疾杆菌才会致病。

## 三、流行病学

### （一）传染源

急慢性患者及带菌者。

### （二）传播途径

主要经口传播。若食物或水源被污染，可引起暴发流行。另外也可经接触传播，接触患者或带菌者的生活用具而受到感染。

### （三）人群易感性

人群普遍易感。病后可获得一定程度的免疫力，但持续时间较短，无交叉免疫。

### （四）流行病学特征

夏秋季发病率较高。发展中国家发病率较高。

## 四、临床表现

细菌性痢疾潜伏期为1～2d，病前多有不洁饮食史。临床上依据其病程及病情分为急性与慢性两型。

### （一）急性菌痢

根据毒血症症状及肠道症状分为3型。

1.普通型（典型）

起病急，高热伴畏寒、寒战，体温可达39℃，伴头痛、乏力、食欲缺乏等全身不适；早期有恶心、呕吐，继而出现阵发性腹痛、腹泻和里急后重。排便次数增多，每日十数次至数十次，量少，失水不多见，粪便性状开始为稀便，可迅速转变为黏液脓血便。体检有左下腹压痛及肠鸣音亢进。发热一般于2～3d后自行消退。腹泻常持续1～2周缓解或自愈，少数转为慢性。

2.轻型（非典型）

一般不发热或有低热，腹痛轻，腹泻次数少，每日3～5次，黏液多，一般无肉眼可见脓血便，无里急后重。病程一般为4～5d；也可转为慢性。

3.中毒型

多见于2～7岁儿童。起病急骤，突然发热，体温高达40℃以上，病势凶险，有严重的全身毒血症症状，精神萎靡、昏迷及惊厥，迅速发生循环和呼吸衰竭。而肠道症状较轻，可无腹泻和脓血便。如做生理盐水灌肠或直肠拭子取标本镜检，可发现大量脓细胞和红细胞。根据其主要临床表现，可分为3型。

（1）休克型（周围循环衰竭型）：较多见，以感染性休克为主要表现。患者面色苍白、四肢厥冷、指甲发白、心率快、脉细速、血压正常或稍低、尿量减少。晚期血压下降甚至不能测出，皮肤花纹明显，伴不同程度意识障碍，可出现心、肾功能不全的症状。

（2）脑型（呼吸衰竭型）：最为严重。表现为脑膜脑炎、颅内压增高甚至脑疝，并出现中枢性呼吸衰竭，如剧烈头痛、频繁呕吐，呈典型的喷射状呕吐；频繁或持续性惊厥、昏迷；瞳孔大小不等，可忽大忽小，对光反射迟钝或消失，眼球下沉呈落日征。呼吸节律不齐，深浅不匀，双吸气或叹息样呼吸，严重者可出现呼吸停止。

（3）混合型：预后最为凶险。此型兼有上述两型表现，如未能及时抢救则迅速发展为呼吸衰竭和循环衰竭。

## （二）慢性菌痢

病程反复发作或迁延不愈达2个月以上，即慢性菌痢。导致菌痢慢性化的原因有3点：①急性期治疗不及时或治疗不当，经正规治疗但因菌株耐药而转为慢性；②机体抵抗力低下，营养不良，伴有胃肠道慢性疾病、慢性胆囊炎等胃肠道疾病等；③与感染的细菌菌型有关，如福氏痢疾杆菌易导致慢性感染。

1.急性发作型

半年内有痢疾史，常因进食生冷食物或受凉、过度劳累等因素诱发急性发作，可出现腹痛、腹泻、脓血便，发热常不明显。

2.慢性迁延型

最为多见。急性菌痢发作后，迁延不愈，常有腹痛、长期腹泻，或腹泻与便秘交替、稀黏液便或脓血便。体检可见左下腹痛，可扪及增粗的乙状结肠。粪便常间歇排菌。长期腹泻导致营养不良、贫血、乏力等。

3.慢性隐匿型

较少见。1年内有痢疾史，而无临床症状。粪便培养可检出志贺痢疾杆菌，乙状结肠镜检查可有异常发现。

## 五、辅助检查

### （一）常规检查

1.血常规

急性期外周血白细胞计数可轻至中度增高，多在（10~20）×10⁹/L，以中性粒细胞升高为主。慢性菌痢可有贫血。

2.粪常规

外观多为黏液脓血便，量少，无粪质。镜检可见大量成堆的脓细胞、白细胞、分散的红细胞，如有吞噬细胞更有助于诊断。

### （二）病原学检查

1.细菌培养

确诊依据为粪便培养出痢疾杆菌。早期、连续多次、抗菌治疗前、采新鲜粪便的脓血部分、采用适当培养基可提高培养阳性率。

2.特异性核酸检测

采用核酸杂交或聚合酶链反应（PCR）可直接检测出粪便中的痢疾杆菌核酸，具有灵敏度高、特异性强、简便、快速、对标本要求低等特点。但必须在具备检测条件的单位应用，故尚未广泛应用。

### （三）血清学检查

与细菌培养比较具有可早期、快速诊断的优点。由于粪便中抗原成分复杂，易出现假阳性反应，故目前临床上尚未广泛应用。

## 六、诊断要点

### （一）流行病学资料

有不洁饮食史或与患者接触史。多发于夏秋季。

（二）临床资料

急性期患者有典型临床表现，慢性患者则有急性菌痢史。

（三）实验室检查

粪便镜检有大量白细胞、脓细胞及红细胞。

## 七、治疗要点

### （一）急性菌痢

一般治疗应注意饮食，补充水分，维持水、电解质、酸碱平衡，给予必要的对症治疗。目前，喹诺酮类是目前成人抗痢疾的首选药，具有抗菌谱广、杀菌力强、对耐药菌株疗效较好，口服后可完全吸收等优点。常用诺氟沙星，也可选用环丙沙星、氧氟沙星等。因影响骨骺发育，故孕妇、儿童及哺乳期妇女慎用。匹美西林和头孢曲松可应用于任何年龄组，对多重耐药菌株有效。阿奇霉素也可用于成人患者治疗。

### （二）慢性菌痢

寻找诱因，对症处置。病原治疗应积极做病原菌分离及细菌药敏试验，以合理选择有效的抗菌药物，可联合应用两种不同类型的抗菌药物，疗程延长到10~14d，重复1~3个疗程。

### （三）中毒性菌痢

本病病势凶险，应及时采取综合急救措施。

（1）病原治疗选用环丙沙星或氧氟沙星等有效的抗菌药物静脉滴注，也可选用第三代头孢菌素如头孢噻肟钠等。

（2）积极降温、镇静等对症治疗。

（3）循环衰竭的治疗：①扩充血容量是纠正休克的重要措施。常用的扩容液体有右旋糖酐-40、平衡盐液、生理盐水等。先给予右旋糖酐-40，成人500mL（儿童10~15mL/kg），继予其他溶液。输液原则：先快后慢、先多后少，见尿补钾，力争在数小时内改善微循环，逆转休克。②纠正酸中毒：一般用5%碳酸氢钠200~300mL（儿童5mL/kg），以后结合二氧化碳结合力酌情补充。③应用血管活性药物：在扩充血容量的基础上，应用山莨菪碱或阿托品解除微血管痉挛。如血压仍不回升，则可加用升压药，以增加心肌收缩力，降低周围血管阻力及改善重要脏器的血液灌注。④注意保护重要脏器功能，有心力衰竭者可用强心药。⑤短期应用肾上腺糖皮质激素，一般不超过3d。

（4）呼吸衰竭的治疗：①脑水肿患者可用20%的甘露醇快速静脉推注进行脱水治疗，每6~8h 1次，以防止脑疝及呼吸衰竭。也可用地塞米松肾上腺皮质激素静脉滴注，激素的使用可减轻脑水肿，降低颅内压。②呼吸衰竭患者应给予吸氧，保持呼吸道通畅，同时应用呼吸兴奋药，必要时行气管切开和使用人工呼吸器。

## 八、护理诊断

### （一）体温过高

体温过高与细菌感染、毒素吸收有关。

### （二）腹泻

腹泻与肠道炎症、广泛浅表性溃疡形成导致肠蠕动增强、肠痉挛有关。

### （三）组织灌注改变

组织灌注改变与中毒性菌痢导致微循环障碍有关。

### （四）腹痛

腹痛与炎症导致肠蠕动增强、肠痉挛有关。

### （五）潜在并发症

周围循环衰竭、中枢性呼吸衰竭。

## 九、护理措施

### （一）一般护理

1.隔离

实施消化道隔离，对粪便、呕吐物及污染物进行严格消毒。

2.休息

急性期患者卧床休息，中毒型菌痢患者应绝对卧床休息，专人监护，安置患者平卧位或抗休克体位，小儿去枕平卧，头偏向一侧。

3.饮食

严重腹泻伴呕吐者可暂禁食，静脉补充所需营养，使肠道得到充分休息，能进食者，宜进食高热量、高蛋白、富含维生素、少渣、少纤维素、易消化清淡流质或半流质饮食，避免生冷、多渣、油腻或刺激性食物。少量多餐，可饮糖盐水。病情好转后逐渐过渡至正常饮食。

4.监测生命体征

密切观察大便的次数、量、性状及伴随症状；注意患者的饮食情况，脱水征象，记录24h出入量；重点监测患者的生命体征、意识状态、尿量变化、瞳孔反射等变化，发现循环衰竭和呼吸衰竭征象时，立即报告医师，配合抢救。

### （二）对症护理

1.高热

评估发热程度，测体温、脉搏、呼吸，每4h1次，并记录。鼓励患者多饮水，每天饮水至少1500mL。出汗后及时更换衣服，注意保暖。体温＞38.5℃时，给予物理降温，如冷敷、温水擦浴等。根据每日出入量情况及血液生化检查结果补充水及电解质，避免发生脱水及电解质紊乱。轻者可口服补液盐溶液，严重者静脉补液。

2.消化道症状

腹痛剧烈者可局部热敷，或按医嘱使用阿托品等解痉药物；保持肛门及周围皮肤清洁干燥，每次排便后清洗肛周，并涂以润滑剂减少刺激，每日用温水或1∶5000高锰酸钾溶液坐浴，防止感染。伴明显里急后重者，嘱患者排便时不要过度用力，以免脱肛。发生脱肛时，可戴橡胶手套助其回纳。

3.周围循环衰竭

应积极抗休克治疗，迅速建立静脉通路，以便及时用药，必要时开放两条通路。24h出入量有利于判断病情和调整补液速度。

（1）体位：休克患者应采取头部与下肢均抬高30°的体位，抬高下肢有利于增加回心血量，增加相应的循环血量，还可以增加肺活量，使呼吸运动更接近于生理状态。

（2）吸氧：一般采用鼻导管吸氧，保持呼吸道通畅，氧流量为2～4L/min，必要时调整为4～6L/min。

（3）扩充血容量：①按医嘱输入扩容液体及碱性液体，积极补充血容量，纠正酸中毒，使用血管活性药物以改善微循环，在输液过程中要注意保暖，尽量减少暴露部位，必要时可用热水袋局部热敷，但要注意烫伤。②输液原则为先快后慢、先多后少、见尿补钾，力争在数小时内改善微循环，逆转休克。在快速扩容阶段，应观察脉率、呼吸次数，注意有无呼吸困难、咳泡沫痰及肺底湿啰音，防止肺水肿及左心衰竭的发生。③抗休克治疗有效的指征为患者面色转红、发绀消失、肢端转暖、血压渐上升，提示组织灌注良好；收缩压维持在10.64kPa以上、脉压＞4kPa，脉搏＜100次/min且充盈有力；尿量＞30mL/h，表示肾血液灌注良好。

（三）药物护理

遵医嘱使用有效抗菌药物，如诺氟沙星、复方磺胺甲噁唑等。注意观察胃肠道反应、肾毒性、过敏、粒细胞减少等不良反应。早期禁用止泻药，便于毒素排出。休克型患者早期如静脉注射山莨菪碱时，注意控制该药剂量，防止出现口干、视物模糊等不良反应。如用多巴胺静脉注射时，注意防止剂量过大或滴注过快而出现呼吸困难、心律失常及肾功能减退等不良反应。使用阿托品扩容过程中，应注意区分阿托品化和阿托品中毒。

（四）心理护理

由于患者及其家属对本病认识不足，且急性菌痢起病急、肠道症状和全身毒血症症状明显、中毒型痢疾来势凶险等，因此会引起患者及其家属的紧张和恐惧感；慢性菌痢迁延不愈，患者可因贫血、营养不良而影响学习与工作，易使患者情绪低落，产生焦虑心理，患者迫切需要来自各方面的关爱与照顾。对患者及其家属进行菌痢相关知识的教育，消除患者的畏惧心理，降低其恐惧感，缓解焦虑心理。

## 十、健康指导

（1）应向患者及其家属说明及时隔离、治疗菌痢患者及加强粪便管理的重要性。嘱咐患者遵医嘱按时、按量、按疗程坚持服药，争取急性期彻底治愈，以防转变为慢性菌痢。注意避免诱发慢性菌痢急性发作的因素。

（2）做好饮水、食品、粪便的卫生管理及防蝇灭蝇工作，改善环境卫生条件。养成良好的个人卫生习惯，餐前便后洗手，不饮生水，不摄入不洁食物，把住"病从口入"关。加强体育锻炼，保持生活规律，复发时及时治疗。

（3）严格执行食品安全法及有关制度，不购买腐败变质的食物材料，要求凡从事炊事、加工或生产食品以及饮食服务的人员，在工作时必须勤洗手。从事服务性行业（尤其饮食业）者定期健康检查，发现慢性带菌者应暂时调换工种，接受治疗。

（4）在痢疾流行期间，易感者可口服多价痢疾减毒活菌苗，提高机体免疫力。

## 第四节　霍乱

霍乱是一种烈性肠道传染病，在《中华人民共和国传染病防治法》中被列为甲类传染病，由霍乱弧菌污染水和食物而引起传播。临床表现轻重不一，一般以轻症多见。临床上以起病急骤、剧烈的腹泻及呕吐、排泄大量"米泔水样"粪便、脱水、肌痉挛、少尿和无尿为典型特征。严重者可因休克、尿毒症或酸中毒而死亡。

## 一、发病机制与病理变化

霍乱弧菌经口进入胃，人体存在非特异性免疫，以抵挡霍乱弧菌的侵入。胃酸在其中起主要作用，胃大部切除后、大量饮水或大量进食使胃酸稀释均能降低对霍乱弧菌的抵抗。当食入霍乱弧菌量超过$10^8 \sim 10^9$个均可引起发病，霍乱弧菌黏附于小肠黏膜上皮细胞表面并迅速繁殖，产生霍乱肠毒素，是致病的主要原因。该肠毒素作用于腺苷酸环化酶使之活化，使三磷酸腺苷（ATP）不断转变为环磷酸腺苷（cAMP），当黏膜细胞内cAMP浓度升高时，即发挥其第二信使作用，刺激肠黏膜隐窝细胞分泌水、氯化物及碳酸氢盐增多，同时抑制肠绒毛细胞对钠的正常吸收，导致大量水电解质积聚在肠腔，形成本病具有特征性的剧烈水样腹泻及呕吐。由于胆汁分泌减少，肠液中大量的水电解质及黏液聚集，导致"米泔水样"吐泻物。

本病病理变化主要是霍乱患者剧烈吐泻导致严重脱水引起的一系列变化。由于剧烈的呕吐和腹泻丢失大量水电解质，导致水电解质、酸碱平衡紊乱。严重脱水者可出现周围循环衰竭，进一步引起急性肾衰竭。由于钾、钠、钙和氯化物的丧失，可发生肌肉痉挛、低钠血症、低钾血症和低钙血症。由于腹泻丢失了大量的碳酸氢盐、组织因缺氧进行无氧代谢导致乳酸堆积和急性肾衰竭时酸性物质不能排出，均可导致代谢性酸中毒。

## 二、病原学

霍乱的病原体是霍乱弧菌，革兰染色呈阴性，菌体长$1.5 \sim 3.0\mu m$，宽$0.3 \sim 0.4\mu m$，菌体弯曲呈弧形或逗点状，有一根极端鞭毛，其长度为菌体的$4 \sim 5$倍，借此能活泼运动，在悬滴镜检时呈穿梭运动。新鲜标本涂片镜检，排列如"鱼群"样。霍乱弧菌在普通培养基上生长良好，属兼性厌氧菌，耐碱不耐酸，在pH值为$8.4 \sim 8.6$的1%碱性蛋白胨水或碱性琼脂平板中，其生长繁殖速度很快。霍乱弧菌具有耐热的菌体抗原（O）和不耐热的鞭毛抗原（H），各群弧菌的鞭毛抗原（H）大多相同，仅菌体抗原不同，菌体抗原是霍乱弧菌分群和分型的基础。

世界卫生组织腹泻控制中心将霍乱弧菌分为以下几种：①$O_1$群霍乱弧菌：本群是主要致病菌，分为古典生物型和埃尔托生物型；②$O_1$群不典型霍乱弧菌：不产生肠毒素，无致病性；③非$O_1$群霍乱弧菌：一般无致病性，少数血清型可引起散发性腹泻。1992年在印度等地发生由非$O_1$群霍乱弧菌引起的典型霍乱样疾病的流行，分离出新血清型霍乱弧菌，定名为$O_{139}$霍乱弧菌。

霍乱弧菌对热、干燥抵抗力不强，煮沸后立即被杀死。耐碱不耐酸，在正常胃酸中仅存活4min，在0.5%石灰酸中数min可被杀。含1mg/L余氯的水中15min被杀灭，对常用浓度的肠道传染病消毒剂均敏感，在1%漂白粉液内10min被杀灭。但其在外环境中存活时间较长。

## 三、流行病学

### （一）传染源

霍乱的主要传染源是患者和带菌者。中、重型患者排菌量较大，传染性强；而轻型患者、隐性感染者和恢复期带菌者所起的作用更大，隐性感染者可多达59%～75%。

### （二）传播途径

霍乱的两个生物型均可经水、食物、苍蝇以及日常生活接触而传播，水型传播是最重要的途径。因为水最易受到感染者排泄物的污染，而霍乱弧菌在水中存活的时间较长（一般5d以上，可长达数十日），被污染的水可使许多生冷食品受到污染。食物传播的作用仅次于水，霍乱弧菌在食品上的存活时间可达1～2周或更长。日常生活接触及苍蝇的传播作用也不可忽视，但其传播能力远不及水和食物。

### （三）人群易感性

人群不分种族、性别和年龄，对霍乱普遍易感。病后可获得一定的免疫力，但再感染的可能性也存在。

### （四）流行特征

霍乱在热带地区全年均可发病，但在我国以夏季、秋季为流行季节，高峰期在7～9月份，沿海地区发病比较多。近年来发现的$O_{139}$血清型引起的霍乱，疫情来势迅速，传播速度很快，病例散发，无家庭聚集现象。

## 四、临床表现

霍乱潜伏期平均1~3d（数小时至7d），大多为急性起病，少数有前驱症状，如头晕、乏力、腹胀等。典型霍乱的病程分为3期。

### （一）泻吐期

腹泻是多数病例的首发症状，多数不伴有腹痛。$O_{139}$型排除，其特征是发热、腹痛比较常见，少数病例有腹部隐痛，也无里急后重。大便性状初为粪质呈黄稀水样，继之呈水样、无粪臭，部分患者大便呈"米泻样"，肠道出血者可呈洗肉水样。排便次数可以每d数次到数十次，甚至难以计数，大便失禁。腹泻后继之呕吐，多呈喷射性，呕吐物初为食物残渣，继为水样，严重者呈"米泔水样"，少有恶心。成人一般无发热。此期可持续数小时或1~2d。

### （二）脱水期

频繁的泻吐使患者迅速出现脱水、电解质紊乱和代谢性酸中毒，严重者出现循环衰竭。此期一般为数小时至2~3d。

1.脱水

根据脱水程度分为轻度、中度和重度。

（1）轻度脱水：失水量约1000mL，儿童70~80mL/kg。患者表现为口唇及皮肤干燥，眼窝稍凹陷。

（2）中度脱水：失水量3000~3500mL，儿童80~100mL/kg。临床表现为皮肤弹性差、眼窝凹陷、声音轻度嘶哑、血压下降及尿量减少。

（3）重度脱水：失水量约4000mL，儿童100~120mL/kg。临床表现为皮肤无弹性、干皱，声音嘶哑，可见眼窝下陷、眼睑不能闭合，两颊深凹，手足螺纹皱瘪，酷似洗衣手，舟状腹，意识淡漠或不清的"霍乱面容"，尿量明显减少。

2.周围循环衰竭

由于中度或重度脱水，血容量显著下降及血液极度浓缩，因而导致循环衰竭。患者极度软弱无力，意识不清，血压下降，脉搏细弱而速，心音弱且心率快，严重患者脉搏消失，血压不能测出，呼吸浅促，皮肤口唇黏膜发绀。由于脑部供血不足、脑缺氧而出现意识障碍。

### 3.肌肉痉挛

剧烈泻吐使钠盐大量丢失，缺钠可引起肌肉痉挛（以腓肠肌及腹直肌最常见）。

### 4.低血钾

由于腹泻使钾盐大量丢失，缺钾可引起低钾综合征，表现为全身肌肉张力降低，甚至肌肉麻痹，肌腱反射消失，鼓肠，心动过速，心音减弱，心律失常，心电图异常（Q-T间期延长，T波平坦或倒置，出现U波等），缺钾还可引起肾脏损害。

### 5.尿毒症、酸中毒

临床表现为呼吸增快，重者有意识障碍，如嗜睡、反应迟钝甚至昏迷。

### （三）恢复期或反应期

随着腹泻停止及脱水被纠正后，大部分患者症状消失，逐渐恢复，病程平均3~7d，少数可长达10d以上（多为老年患者或有严重并发症者）。部分患者有由于循环改善后大量肠毒素吸收所致的发热性反应，以儿童为多见。体温波动于38~39℃，一般持续1~3d后自行消退。

## 五、并发症

### （一）急性肾衰竭

发病初期由于剧烈呕吐、腹泻导致脱水，出现肾前性少尿，经及时补液能迅速增加尿量，可不发生肾衰竭。若补液不及时，肾供血不足，肾小管缺血性坏死，出现少尿、无尿，出现氮质血症，严重者发生尿毒症。急性肾衰竭是最常见的严重并发症，也是霍乱患者常见的死因。

### （二）急性肺水肿

代谢性酸中毒导致肺循环高压，加之脱水严重时，需要快速补液，若不注意及时纠正酸中毒，则易于发生急性肺水肿。

## 六、辅助检查

### （一）血液检查

脱水引起血液浓缩，红细胞数及血红蛋白增高，白细胞可高达（10~30）× $10^9$/L，中性粒细胞和大单核细胞增多。失水期间，血清钾、钠、氯化物降低，$HOC_3^-$ < 15mmol/L。

### （二）尿液检查

可见少量蛋白、红细胞、白细胞和管型。

### （三）粪便检查

1.常规检查

可见黏液和少许红细胞、白细胞。

2.涂片染色

在涂片染色中可见呈"鱼群"样排列的革兰染色阴性弧菌。

3.动力试验和制动试验

将新鲜粪便做悬滴或暗视野显微镜检，可见穿梭状运动的弧菌，即动力试验阳性。随后加上1滴$O_1$群抗血清，细菌如停止活动，证明有$O_1$群霍乱弧菌。如细菌仍活动，再加1滴$O_{139}$血清，细菌活动消失，则证明为$O_{139}$霍乱弧菌。

4.细菌培养

粪便标本接种于碱性蛋白胨水增菌培养后，于碱性琼脂培养基上进行分离培养，可检出霍乱弧菌。

### （四）血清学检查

机体感染霍乱弧菌后能产生抗菌抗体和抗肠毒素抗体。若抗凝集素抗体双份血清滴度4倍以上升高，有诊断意义。血清免疫学检查主要用于流行病学的追溯诊断和粪便培养阴性可疑患者的诊断。

## 七、诊断要点

依据患者的流行病学史、临床表现及实验室检测结果进行综合判断。

（一）流行病学资料

在霍乱流行区居住，或5d内到过霍乱流行疫区，或发病前5d内有饮用生水，或进食海（水）产品，或其他不洁食物和饮料史；与霍乱患者或带菌者有密切接触史。

（二）临床资料与实验室检查

1.带菌者

无霍乱临床表现，但粪便、呕吐物或肛拭子细菌培养分离到$O_1$群和（或）$O_{139}$霍乱弧菌。

2.疑似病例

符合下列两项之一者，可诊断为疑似霍乱。

（1）有典型症状，但病原学检查未确定之前。

（2）流行期间有明显接触史，且出现腹泻、呕吐症状，不能用其他原因解释者。

（三）确诊病例

（1）具备任一型霍乱临床表现，并且粪便、呕吐物或肛拭子细菌培养分离到$O_1$群和（或）$O_{139}$霍乱弧菌。

（2）在流行疫区，有典型症状，粪便培养未发现霍乱弧菌生长但无其他原因可查者，若抗凝集素抗体双份血清滴度4倍以上升高，也可确诊为霍乱。

（3）在流行病学调查中，首次粪便培养阳性前、后各5d内，有腹泻症状者及接触史，可诊断为轻症霍乱。

## 八、治疗要点

霍乱的治疗原则包括严格隔离、及时补液，辅以抗病原菌和对症治疗。

（一）补液疗法

霍乱最重要的治疗措施是及时足量的补液以纠正失水、酸中毒与电解质平衡失调，使心肾功能改善。及时补充液体和电解质是治疗本病的关键，包括口服补液和静脉补液。

1.口服补液

口服补液疗法的适应对象是轻度和中度的霍乱患者以及经静脉补液纠正休克而情况改善的重症霍乱患者。研究显示，80%的患者可通过口服补液治疗得到治愈。世界卫生组织倡导使用口服补液盐（ORS）治疗霍乱，其效果已得到普遍的肯定。口服补液盐（ORS）配方：葡萄糖20g，氯化钠3.5g，碳酸氢钠2.5g（可用枸橼酸钠2.9g代替），氯化钾1.5g，溶于1000mL可饮用水内。对轻、中度脱水患者，在最初6hORS用量，成人为750mL/h，不足20kg的儿童为250mL/h。

2.静脉补液

补液原则：早期、迅速、足量、先盐后糖、先快后慢、纠酸补碱、见尿补钾。

（1）静脉补液的种类：通常选择与患者丧失电解质浓度相似的541溶液（每升含氯化钠5g、碳酸氢钠4g和氯化钾1g），用时每1000mL中另加50%葡萄糖20mL，以防低血糖。其配置可按以下比例：0.9%氯化钠550mL、1.4%碳酸氢钠300mL、10%氯化钠10mL以及10%葡萄糖140mU或3：2：1液（3份5%葡萄糖液、2份生理盐水、1份1.4%碳酸氢钠）、林格乳酸钠溶液、生理盐水等。

（2）输液量及速度：输液量应根据脱水程度决定。

①轻型：轻度脱水口服补液有困难的可静脉补液治疗。总计3000～4000mL/d。最初2h，成人为5～10mL/min，小儿（20kg以下）为3～5mL/min。以后补充继续损失量和每天生理需要量（成人每天约2000mL）。

②中型：24h需输入4000～8000mL。成人最初1～2h内按照20～40mL/min的速度输入2000～3000mL，待血压、脉搏恢复正常后，速度减为5～10mL/min。原则上应于入院8～12h内补充入院前累积损失量及入院后的继续损失量和每天生理需要量（成人每天约2000mL），以后即按排出多少补充多少的原则，给予口服补液。

③重型：24h内输液总量为8000～12000mL或更多。先给予含糖541溶液，由静脉推注1000～2000mL，按40～80mL/min甚至100mL/min速度进行，需时20～30min，以后按20～30mL/min的速度通过两条静脉输液管快速滴注2500～3500mL或更多，直至休克纠正为止。以后减慢速度，补足入院前后累积丢失量后即按每天生理需要量加上排出量的原则补液，若呕吐停止则可口服

补液。

④补钾与纠酸：只要腹泻仍存在即应补钾，故对严重腹泻脱水引起休克、少尿的患者也应早期应用含钾不高的541溶液。快速补液时如每小时超过2000mL则应密切注意心肺变化，如酸中毒严重则应酌情另加碳酸氢钠来纠正。

## （二）抗菌治疗

抗菌药物只能作为液体疗法的辅助治疗，给重度脱水患者适当的抗菌治疗，可缩短腹泻时间，减少排便量，缩短病程。常用抗菌药物有多西环素、复方磺胺甲噁唑、喹诺酮类和环丙沙星和诺氟沙星等。

## （三）对症治疗

中毒型休克患者或重型患者经液体疗法，估计液体已补足，但血压仍低或测不出，可加用血管活性药物如山莨菪碱、多巴胺及异丙肾上腺素。出现急性肺水肿及心力衰竭时除暂停输液外，应给予镇静药、利尿药和快速洋地黄制剂等。对低钾血症，轻症可口服氯化钾，严重低钾血症者应静脉滴注氯化钾。对急性肾衰竭者应纠正酸中毒及电解质紊乱，如出现高血容量综合征、高钾血症、严重酸中毒，酌情采用透析治疗。

# 九、护理评估

## （一）健康史

1.病史
患者是否有不洁的饮食史，如污染食物、水、生活用品等。
2.流行病学资料
询问患者的接触史，特别是与外来入境人员（带菌者）的接触史，注意发病的季节以及患者的生活环境及个人卫生状况。

## （二）身体评估

（1）生命体征：体温、脉搏、呼吸、血压、面色、意识状态；注意皮肤黏膜颜色、弹性的变化，注意"霍乱面容"。

（2）吐泻物量、性状、颜色等。

（3）注意电解质钠、钾丢失。低钠血症引起腓肠肌、腹直肌痉挛；低钾血症引起肌张力减弱、腱反射减弱或消失、心律失常等。

### （三）辅助检查

（1）血液检查中血细胞比容和血浆比重是否升高，白细胞增加情况，血尿素氮是否增高。

（2）粪常规检查是否粪呈水样便，镜检可见少量白细胞；粪便培养是否分离出霍乱弧菌；粪便涂片染色是否见呈鱼群状排列的革兰阴性弧菌；动力试验和制动试验是否明显。

（3）其他免疫学试验是否为阳性结果。

### （四）心理评估

本病起病急，病情重，患者因剧烈吐泻而极度虚弱，出现精神恐慌、焦虑、烦躁等心理反应。

## 十、护理诊断

（1）腹泻：腹泻与霍乱肠毒素导致肠腺细胞分泌功能增强有关。
（2）体液不足：体液不足与大量腹泻、呕吐有关。
（3）潜在并发症：休克、电解质紊乱、急性肾衰竭。
（4）恐惧：恐惧与突然起病、病情发展迅速及与外界隔离有关。

## 十一、护理措施

### （一）一般护理

1.隔离

严格按照消化道传染性疾病进行严密隔离。患者症状消失后6d，隔天粪便培养1次，连续3次，如结果呈阴性者方可解除隔离。慢性带菌者粪便培养连续7d阴性，胆汁培养每周1次，连续2次阴性者可解除隔离。确诊患者和疑似病例应分开隔离。要及时上报疫情，凡疑似病例应填写疑似霍乱报告。患者排泄物应彻底消毒。

### 2.休息

绝对卧床休息，最好卧于带孔的床上，床下对着床孔处放置便器，便于患者排便，减少搬动；或床边放置便盆利于患者拿取，协助患者床边排便时应注意用屏风遮挡，保护患者的隐私。做好患者保暖工作，保持患者皮肤及床铺清洁干燥。

### 3.饮食

腹泻及呕吐剧烈者暂禁食，病情好转后可给予少量多次温开水，泻、吐不严重者要给予温热的低脂流质饮食，如果汁、米汤、淡盐水等。在恢复期给予半流质饮食，避免食用牛奶、豆浆等加重肠胀气和不易消化的食物。要注意少量多餐，循序渐进。

### 4.监测生命体征

观察及记录吐泻物的颜色、性质、量和次数，严格记录24h出入量；观察有无脱水（脱水的性质和程度）、电解质和酸碱平衡紊乱的症状，特别是低钾血症的表现（心律失常、腱反射减弱或消失等）；密切观察生命体征、意识及尿量的变化，如出现血压下降、尿量明显减少、意识障碍时，提示循环衰竭的可能。

## （二）对症护理

### 1.口腔和皮肤的护理

昏迷患者应定期翻身，注意口腔护理，安设护架、床栏，以防止意外及并发症发生（肺炎、压疮等）。每次呕吐后协助患者用温水漱口；对排便频繁者，便后宜用软纸擦拭，每天用温水坐浴，然后局部涂以消毒凡士林油膏，以保护局部皮肤。

### 2.肌肉痉挛的护理

有腹直肌及腓肠肌痉挛者，应按医嘱给予药物治疗，也可用局部热敷、按摩、针灸的方法来解除痉挛。

## （三）用药护理

遵医嘱正确使用敏感的抗菌药物，用药过程中注意观察疗效和不良反应。迅速补充液体和电解质是治疗霍乱的关键。因此对于严重脱水的患者应迅速建立两条静脉通道，做好输液计划，分秒必争，使患者迅速得到救治。大量、快速输入的溶液应适当加温至37～38℃，以免发生输液反应。在输液过程中，应经常观察脉搏及血压，并注意患者有无不安、胸闷、心悸、气促等情况，警惕急性肺水肿的发生。一旦出现，应酌情减慢输液速度或暂停输液，并立即通知医师，采取急救措施。观察输液效果，如患者的血压是否回升、皮肤弹性是否好转、尿量是否正常等。

### （四）心理护理

本病起病急、病情发展快，剧烈呕吐和腓肠肌与腹直肌痉挛性疼痛，再加上本病属于烈性消化道传染病，必须实施严密的肠道隔离，加重了患者的思想负担，以上诸多因素导致患者极度不适和恐惧。护士多方位的关心和有效的护理能够增强患者的安全感，消除紧张和恐惧感。积极向患者和家属讲述严格隔离的重要性，主动、热情地对待患者，与患者进行有效沟通，让患者充分表达自己的情感，以了解患者的顾虑、困难，满足其合理要求。

## 十二、健康指导

（1）向患者宣教霍乱这一疾病的相关知识，说明本病如经及时诊断和治疗，病死率可控制在1%～2%，消除患者恐惧心理，使其积极配合治疗。指导患者及其家属观察病情，遵医嘱用药，观察药物的疗效和不良反应。

（2）指导患者严格卧床休息，保持生活规律，养成良好的个人卫生习惯，不喝生水，不吃不洁及腐败食物。

（3）向社区群众宣传霍乱的早期症状，并指出霍乱早期发现、早期隔离、早期治疗的重要意义；说明霍乱是一种烈性肠道传染病，起病急、传播快、重症病死率高，对疫区要封锁、严格消毒；宣传霍乱预防的重要性及相关措施，教育群众养成良好的个人卫生习惯，不吃生或未煮熟的水产品，不喝生水，饭前便后洗手。

# 参考文献

[1]于红，刘英，徐惠丽，等.临床护理技术与专科实践[M].成都：四川科学技术出版社，2021.

[2]黄连生，李倩倩，吕娟.护理心理学[M].北京：北京理工大学出版社，2021.

[3]王丽芹，张俊红，盛莉.护理科研关键问题与对策[M].2版.郑州：河南科学技术出版社，2021.

[4]谢秋霞.现代临床基础护理学理论与实训研究[M].长春：吉林大学出版社，2021.

[5]谢绘玲.临床实用护理学理论新进展[M].世界图书出版西安有限公司，2021.

[6]赵小琳，牟丽娜，李祥芸.基础护理学理论与临床规范[M].世界图书出版西安有限公司，2021.

[7]李敏，张晓芸，陈艳芳.护理学理论与临床实践[M].天津：天津科学技术出版社，2021.

[8]陈丽.护理学理论基础与临床[M].哈尔滨：黑龙江科学技术出版社，2021.

[9]李艳，赵丽华，宋蓓，等.实用护理学理论与护理技能[M].哈尔滨：黑龙江科学技术出版社，2021.

[10]卢磊红，杜娟，栗先芝，等.临床外科疾病护理[M].北京/西安：世界图书出版公司，2022.

[11]韩典慧，王雪艳，宫萍萍，等.常见疾病规范化护理[M].哈尔滨：黑龙江科学技术出版社，2022.

[12]罗羽，谭静.护理伦理学[M].重庆：重庆大学出版社，2022.

[13]张银萍，秦瑛.妇幼保健与护理本科护理[M].北京：人民卫生出版社，2022.

[14]杨艳杰，曹枫林.护理心理学[M].5版.北京：人民卫生出版社，2022.

[15]王红霞，张艳艳，武静，等.基础护理理论与专科实践[M].成都：四川科学技术出版社，2022.

[16]陈朔晖，王华芬.护理管理与临床护理技术规范系列临床护理技术规范妇儿护理[M].杭州：浙江大学出版社，2022.

[17]杨青，王国蓉.护理临床推理与决策[M].成都：电子科学技术大学出版社，2022.

[18]翟丽丽，李虹，张晓琴.现代护理学理论与临床实践[M].北京：中国纺织出版社，2022.

[19]李红芳，王晓芳，相云，等.护理学理论基础与护理实践[M].哈尔滨：黑龙江科学技术出版社，2022.

[20]肖芳，程汝梅，黄海霞，等.护理学理论与护理技能[M].哈尔滨：黑龙江科学技术出版社，2022.